JESSICA ROCH

Zyklus im Glück

Wie du PMS,
Regelschmerzen
und andere
Hormonprobleme
endlich loswirst

INHALT

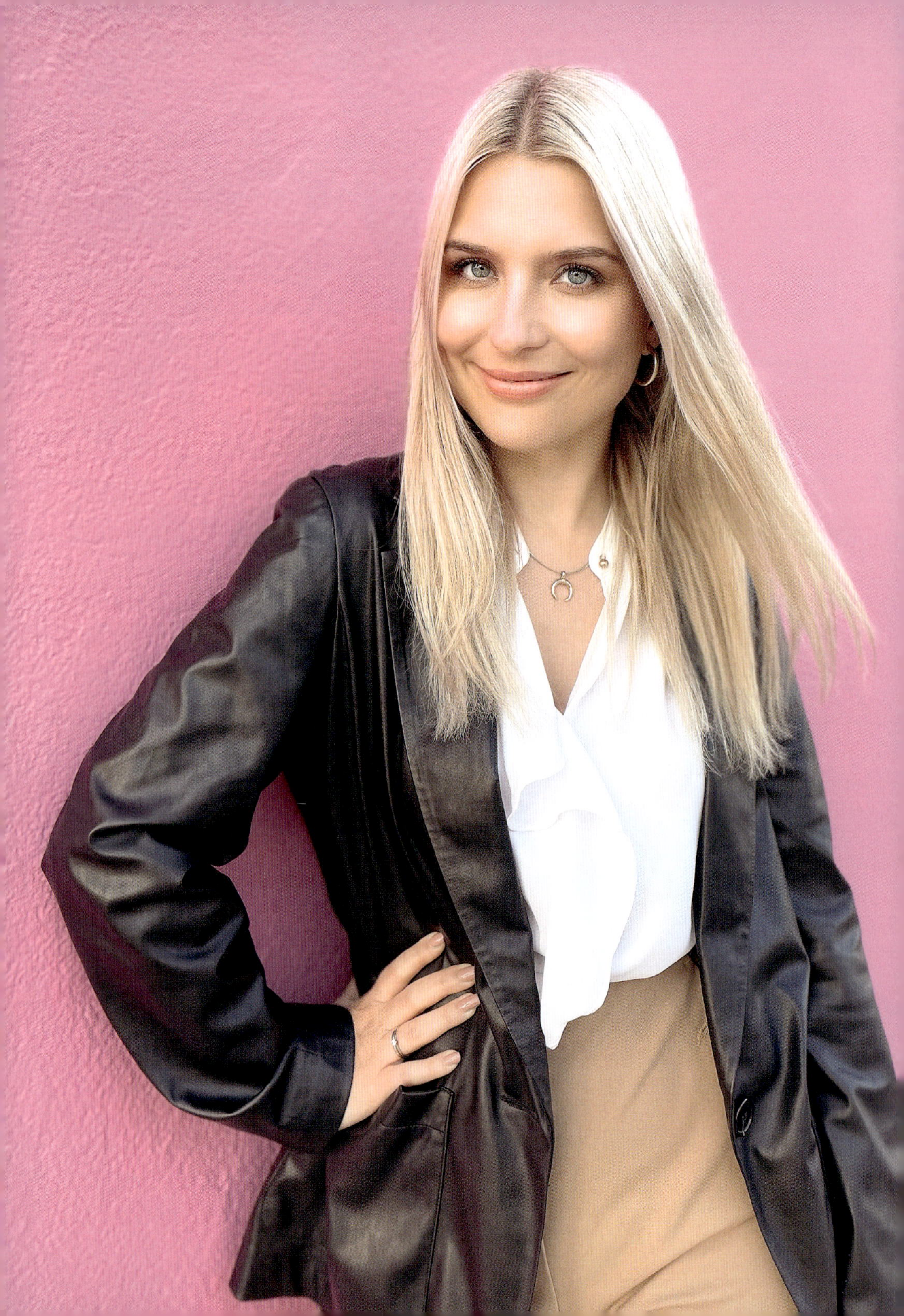

MEINE GESCHICHTE: DIE PILLE, HORMONPROBLEME & ICH

Die schlimmste Phase meines Lebens ist schuld daran, dass ich heute dieses Buch schreibe. Vor acht Jahren beschloss ich, die Pille abzusetzen, die ich zuvor fast ein Jahrzehnt lang eingenommen hatte. Der plötzliche Hormonentzug, der durch das Absetzen entstand, stellte nicht nur meinen Körper, sondern mein ganzes Leben auf den Kopf. Denn obwohl ich eigentlich nur wissen wollte, wie ich Haarausfall und Akne nach dem Absetzen wieder loswerden konnte, lernte ich ganz nebenbei unglaublich viel über den weiblichen Zyklus.

Ich arbeitete damals noch als Redakteurin, doch schnell war klar: Im Bereich Frauengesundheit liegt meine Leidenschaft! Es folgte eine Ausbildung zur zertifizierten Ernährungsberaterin, bei der ich aber merkte, dass sich die Ernährungsberatung zu stark am männlichen Körper orientiert. Das liegt daran, dass viele Studien männliche Probanden bevorzugen, weil die stabilere Ergebnisse liefern als menstruierende Frauen. Unsere Körper sind offenbar zu kompliziert für die Wissenschaft! Darum werden der weibliche Zyklus und seine Auswirkungen oft ignoriert. Das ist ein Problem, schließlich brauchen Männer- und Frauenkörper nicht immer das Gleiche. Die Gendermedizin etwa hat das erkannt und setzt sich für eine unterschiedliche Versorgung männlicher Patienten und weiblicher Patientinnen ein.

In der Ernährungsberatung ist man leider meist noch nicht so weit. Diese Wissenslücke wollte ich schließen, um gezielter auf Probleme weiblicher Kundinnen reagieren zu können: Daher ließ ich mich am New Yorker Institute for Integrative Nutrition zum Hormon Health Coach ausbilden und absolvierte Weiterbildungen im Bereich Frauenheilkunde, Kinderwunsch und Endokrinologie. Dabei erkannte ich, dass es für Frauen durchaus eine Ernährungsweise gibt, die sich ideal an die Bedürfnisse des menstruierenden Körpers anpasst – und zwar die zyklische Ernährung.

Dieses Wissen wollte ich unbedingt mit anderen teilen. Keine Frau sollte sich so allein mit ihren Hormonproblemen fühlen müssen wie ich einst. Also gründete ich den Instagram-Kanal namens bodysynchron mit dazugehörigem Blog – und der Zuspruch war riesig! Innerhalb von zwei Jahren wuchs mein Account schließlich auf über 50 000 Menschen an, mit denen ich regelmäßig Tipps und Ratschläge rund um den Zyklus austauschte – ein Thema, über das noch zu wenig gesprochen wird.

Viele Frauen wissen kaum etwas über ihre Sexualhormone und darüber, was hinter Problemen wie dem prämenstruellen Syndrom – kurz PMS – oder Regelschmerzen steckt. Stattdessen wird ihnen das Gefühl vermittelt, dass Probleme mit den Hormonen eben zum Frausein dazugehören und sie sich schlicht damit abfinden müssen. Oder es wird als einzige Alternative die Pille präsentiert.

Damit ist ab heute Schluss: Du musst dich mit gar nichts abfinden – im Gegenteil! Hormonprobleme sind kein normaler Teil des weiblichen Lebens, sondern vielmehr ein Signal dafür, dass im Körper etwas aus der Balance geraten ist. Deshalb ist es an dir, dieses Gleichgewicht wiederherzustellen. Das gelingt, wenn sich eine Sache ändert: unser männlicher Lebensstil. Frauen sind es gewohnt, im Alltag gegen ihren Zyklus und ihre Bedürfnisse zu arbeiten. Ich selbst habe mich früher in Zyklusphasen zum Ausgehen getrieben, in denen mir eigentlich der Sinn nach Ruhe stand. Aus Figurgründen gab es oft nur Salat, obwohl ich in manchen Zyklusphasen dringend komplexe Kohlenhydrate gebraucht hätte, um meine Stimmungsschwankungen auszugleichen.

Kurz: Ich habe meinen Körper wie einen Männerkörper behandelt, bei dem jeden Tag alles gleich abläuft. So funktioniert das aber nicht. Denn weibliche Körper verändern sich nun einmal von Zyklusphase zu Zyklusphase – und das führt dazu, dass wir nicht nur eine Frau sind, sondern gleich vier Frauen in einer. Während Männerkörper stagnieren, ist bei uns alles immer im Fluss: Energie, Laune, Denkweise, Bedürfnisse und Emotionen – alles wird durch das Auf und Ab der Hormone beeinflusst. Diese Veränderungen sind nichts Negatives, wenn wir damit umgehen können.

Der beste Hebel dafür ist die Ernährung. Unser Körper von morgen liegt heute vor uns auf dem Teller. Alles, was wir essen, nutzt er als Energiespender und Rohmaterial. Aus diesem Material werden auch Hormone geformt. So kann die Ernährung für Hormonprobleme sorgen – oder aber eine Hormonbalance herstellen. Als ich begann, meine Ernährung an die Bedürfnisse der vier Zyklusphasen anzupassen, veränderte sich vieles: Ich hatte mehr Power und musste mich gleichzeitig weniger anstrengen, um mein Gewicht zu halten. Im Gegenteil: Kleine Fettpölsterchen, die sich früher hartnäckig gehalten hatten, verabschiedeten sich auf einmal. Nervige Beschwerden, die sonst Monat für Monat kurz vor der Periode aufgetreten waren (wie schmerzende Brüste oder Heißhungerattacken), verschwanden endlich. Und meine Periode, die mich mit Krämpfen und Durchfall gepeinigt hatte, wurde nicht nur beschwerdefrei, sondern zu einer Art Me-Time, während der ich meine Akkus wieder auflade. All diese Veränderungen kamen, als ich meinen Zyklus nicht mehr ignorierte, sondern lernte, im Einklang mit ihm zu leben. Es ist wie ein positiver Teufelskreis: Wenn du dich zyklisch ernährst, passieren lauter gute Dinge: Entzündungen werden reduziert, Darm und Leber gestärkt, die Zellen mit Mikronährstoffen versorgt und hormonell bedingte Mängel ausgeglichen. Wie du an diesen Punkt gelangst, will ich dir mit diesem Buch erklären.

Und da Zyklusfood nicht die einzige Stellschraube ist, an der du drehen kannst, gibt es noch ein paar mehr Tipps, die ich dir mit auf den Weg geben möchte: Neben der Ernährung kannst du deine Workouts, deinen Joballtag sowie deine sozialen Aktivitäten nach den Zyklusphasen richten und – wie ich es nenne – »bodysynchron« leben. Du wirst sehen, wie viel einfacher sich dein Leben anfühlen wird, wenn du nicht mehr gegen die Natur deines weiblichen Körpers ankämpfst, sondern mit ihr fließt.

Deine Jessie

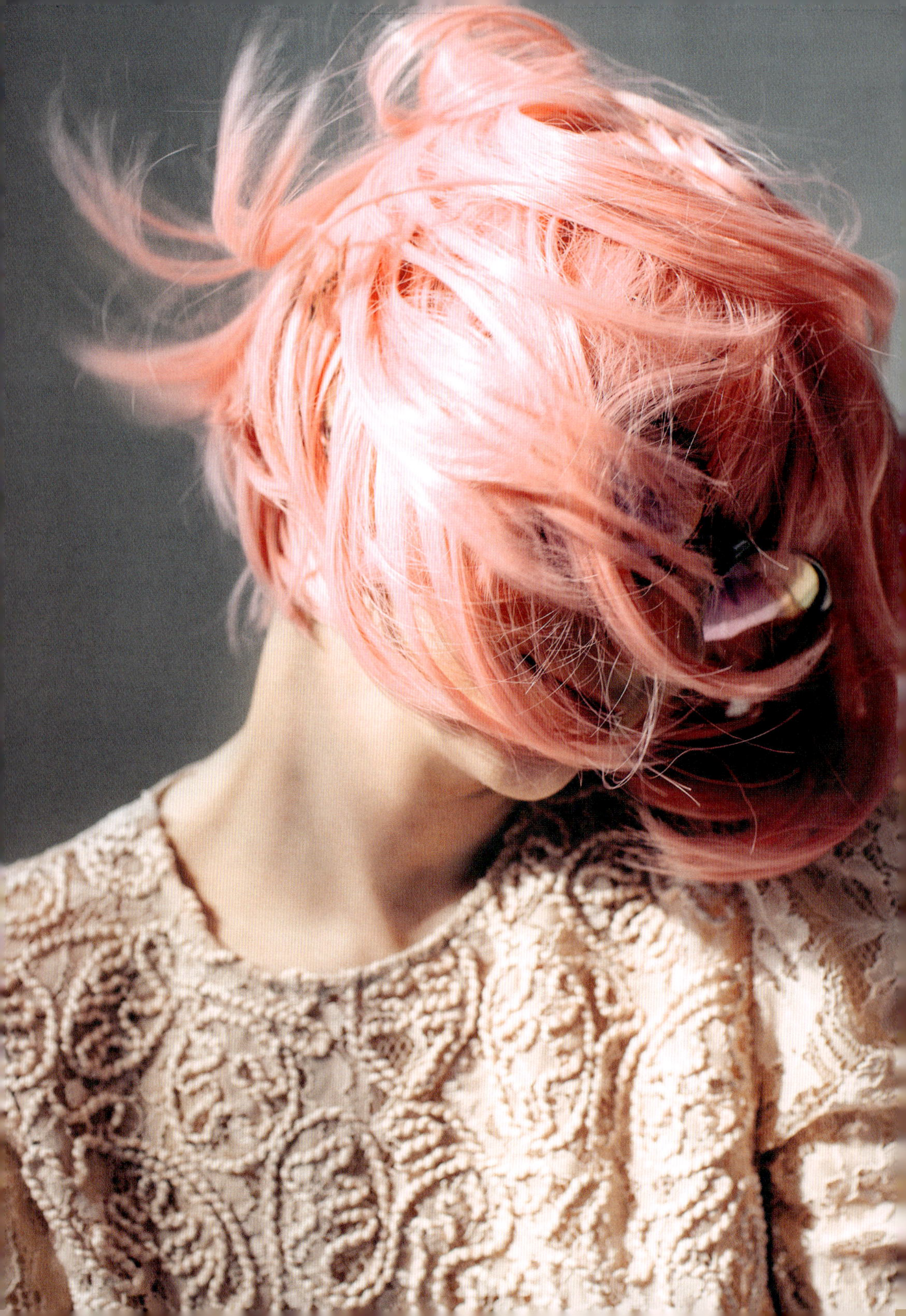

DARF ICH VORSTELLEN: DEINE HORMONE

ZYKLUS & HORMONE: FRAUENKÖRPER FUNKTIONIEREN ANDERS

Kennst du das Lied »It's a man's world«? Darin steckt leider mehr Wahrheit, als viele von uns überhaupt wahrnehmen. Die Feminismus-Bewegung hat schon einiges für die Frauen erreicht und an zahlreichen Stellen endlich ein Bewusstsein für die weiblichen Probleme geschaffen. Was bei dieser wunderbaren und unterstützenswerten Bewegung aber leider immer noch völlig außer Acht gelassen wird, ist die weibliche Biologie und ihre Unterdrückung in unserem Alltag. Denn dieser ist ganz klar am männlichen Körper und seinem Zyklus orientiert. Moment, Männer haben auch einen Zyklus? In der Tat – allerdings erstreckt sich der männliche Zyklus nur über einen Tag und nicht über einen ganzen Monat, wie es bei Frauen der Fall ist.

Männlicher Zyklus: Jeden Tag das gleiche Muster

Zu Beginn eines neuen Tages schießt das männliche Geschlechtshormon zusammen mit Cortisol in die Höhe – der perfekte Zeitpunkt, um mit der Arbeit, der Uni oder der Schule zu beginnen. Zu diesem Zeitpunkt ist der Mann am energetischsten, er kann fokussiert und effizient arbeiten. Danach beginnen Cortisol und Testosteron im Laufe des Tages langsam abzusinken, sodass die Leistungsfähigkeit des Mannes abnimmt. Das ist für ihn aber kein Problem, denn am späten Nachmittag bzw. frühem Abend wird in unserer Gesellschaft der Feierabend eingeläutet. Man(n) kehrt nach Hause zum Abendessen zurück oder trifft sich zum After Work, um sich mit Freunden oder Kollegen auszutauschen und zu netzwerken – hormonell gesehen der ideale Zeitpunkt für soziale Interaktion. Die Nacht kommt, das Cortisol fällt auf seinen Tiefpunkt und die Schlafenszeit beginnt. Du siehst: Der Tagesrhythmus unserer Welt richtet sich exakt nach den hormonellen Vorgängen im männlichen Körper. Daher sieht so nicht nur der Alltag von Männern aus, sondern auch der von Frauen.

Ein anderer biologischer und ebenso prägender Rhythmus der Frauen wird hierbei leider völlig außer Acht gelassen: der Menstruationszyklus. Dieser sorgt nicht nur dafür, dass Frauen einmal im Monat ein paar Tage bluten, sondern beeinflusst so viel mehr, als wir auf den ersten Blick bemerken: Die Energie, die Stimmung, der Appetit, ja, sogar die Lust auf sozialen Austausch werden durch den weiblichen Zyklus gelenkt und verändern sich dadurch von Woche zu Woche. Das führt dazu, dass Frauen in der einen Woche nur so vor Energie und guter Laune strotzen, während sie in der anderen mehr Zeit für sich brauchen, weniger begeisterungsfähig sind oder die Dinge kritischer hinterfragen.

Doch leider ist für diesen besonderen weiblichen Rhythmus, der sich also auf den gesamten Körper in physischer, psychischer und mentaler Hinsicht auswirkt, in unserem gesellschaftlichen Alltag meist kein Platz. Und genau das sorgt dafür, dass sich bei Frauen manchmal das Gefühl einschleichen kann, sie würden nicht genug leisten, hätten nicht ausreichend Disziplin oder seien schlicht nicht gut genug. Vielleicht erkennst du dich in diesen toxischen Gedankengängen ja wieder? Aufgrund dessen haben einige Frauen das Gefühl, sie müssten sich doppelt so hart anstrengen wie Männer, um diesen »biologischen Nachteil« wieder auszugleichen. Sie kämpfen also ständig gegen die Höhen und Tiefen ihres Zyklus' an, statt mit ihm zu fließen und zu harmonieren.

Eine neue Epidemie der Frauenkrankheiten

Die Folgen dieser Zyklus-Ignoranz? Eine Epidemie der hormonellen Erkrankungen: In westlichen Ländern leiden Frauen 15-mal so oft an einer Schilddrüsenerkrankung wie Männer. Auch Erkrankungen wie Depressionen, Angststörungen und Schlaflosigkeit treten fast doppelt so häufig bei weiblichen Personen auf wie bei männlichen. Und hier hören die Probleme noch lange nicht auf, denn unzählige Frauen leiden unter den folgenden, oft nicht erkannten oder nicht diagnostizierten hormonellen Beschwerden:

- Ca. 80 Prozent aller Frauen leiden am prämenstruellen Syndrom (PMS).
- 3 bis 8 Prozent aller Frauen leiden an einer prämenstruellen dysphorischen Störung (PMDS).
- 98 Prozent aller Frauen leiden unter Menstruationsbeschwerden.
- 8 bis 15 Prozent aller Frauen sind von Endometriose betroffen.
- 5 bis 10 Prozent aller Frauen haben PCOS.

Hinzu kommen noch häufig auftretende Symptome wie Migräne, Myome, Lipödeme, Haarverlust, Stimmungsschwankungen, Nebennierenerkrankungen oder Gedächtnisstörungen. Immer mehr Frauen haben Probleme, schwanger zu werden, und sind schon in jungen Jahren von Autoimmunerkrankungen betroffen. Heute erkrankt eine von acht Frauen an Brustkrebs – vor 70 Jahren war es eine von 22 Frauen.

Warum reagieren wir sofort, wenn wir Fieber haben, aber tun so, als sei PMS normal?

Du siehst: Weibliche Hormonbeschwerden sind stark verbreitet und nehmen immer weiter zu – da wir in einer Welt leben, die unser Hormonsystem mehr und mehr stört. Das Schlimme ist, dass wir diese Probleme viel zu oft als Normalität hinnehmen statt als das, was sie sind: ein Feedback des Körpers, das uns sagen möchte, dass etwas nicht in Ordnung ist – und daher dringend von uns geändert werden sollte. Aber anders als bei Erkältungssymptomen, bei denen wir sofort in den Bekämpfungsmodus schalten und uns selbst Ruhe und Schlaf verordnen, Erkältungsbäder nehmen, Ingwertee oder heiße Zitrone schlürfen und Sport um jeden Preis meiden, machen wir bei Symptomen einer Hormonstörung einfach weiter, als wäre nichts. Warum reagieren wir bei Fieber sofort, aber tun so, als sei PMS normal?

Das muss sich dringend ändern! Darum wird es Zeit, dass wir uns ausgiebig mit unseren Hormonen beschäftigen und verstehen, was im Laufe eines Zyklus überhaupt in unserem Körper passiert. Beginnen wir mit den Zyklusphasen: Oft wird der weibliche Zyklus so behandelt bzw. dargestellt, als bestünde er nur aus der Menstruation. Tatsächlich ist diese aber nur eine von vier Zyklusphasen, die unser Leben und unseren Alltag prägen.

Zyklus ist nicht gleich Zyklus

Die Menstruation ist der Anfang jedes neuen Zyklus. Deswegen wird der erste Tag, an dem du Blut siehst, auch als Zyklustag 1 bezeichnet. Auf die Menstruation folgen drei weitere Phasen: die Follikelphase, die Eisprungphase und die Lutealphase. Danach beginnt das Ganze wieder von vorne. Im Durchschnitt dauert der weibliche Zyklus etwa 28 Tage, aber alles zwischen 21 und 35 Tagen befindet sich in einem normalen, gesunden Rahmen. Ist dein Zyklus kürzer als 21 oder länger als 35 Tage, verbirgt sich sehr wahrscheinlich ein hormonelles Problem dahinter.

Doch nur, weil dein Zyklus beispielsweise einmal 28 Tage gedauert hat, heißt das nicht, dass es das nächste Mal wieder so sein wird. Denn Zyklus ist nicht gleich Zyklus und Periode ist nicht gleich Periode. Prinzipiell kann dein Zyklus jeden Monat anders aussehen. Das liegt daran, dass er sehr sensibel auf äußere Einflüsse reagiert.

Schlechte Ernährung, Stress, Bewegungsmangel oder Beziehungsprobleme sind nur einige der Dinge, die unseren Hormonhaushalt beeinflussen und aus dem Gleichgewicht bringen können. Dadurch kann dein Zyklus länger oder kürzer werden. Diese Unregelmäßigkeiten sind ein Signal deines Körpers, dass hier etwas nicht nach Plan läuft – und dass du dich diesem Problem widmen solltest, damit du deine Hormone wieder in Balance bringst.

Zu dieser Balance tragen viele verschiedene Hormone bei, die dein Körper im Laufe eines Zyklus in unterschiedlichen Mengen produziert. Alles mit einem Ziel: Um deinen Körper auf den komplexen Vorgang der Befruchtung und eine Schwangerschaft vorzubereiten.

Auf die einzelnen Hormone, die an unserem Zyklus mehr oder weniger beteiligt sind, komme ich später noch einmal ausführlich zu sprechen (s. ab S. 20). Jetzt musst du erst einmal nur wissen, dass sie für die verschiedenen Zyklusphasen verantwortlich sind. Diese Zyklusphasen setze ich gerne mit den vier Jahreszeiten gleich, da es hier zahlreiche Parallelen gibt – auch hierzu später mehr (s. ab S. 52).

Wie die vier Jahreszeiten führen auch deine Zyklusphasen zu tiefgreifenden Veränderungen im Körper, die du auf allen Ebenen spüren kannst. Wenn du erst deinen inneren Rhythmus kennenlernst, dann wirst du endlich verstehen, was eigentlich im Laufe eines Zyklus mit deinem Körper los ist, kannst hormonelle Probleme leichter lösen und deinen Zyklus wieder in Balance bringen.

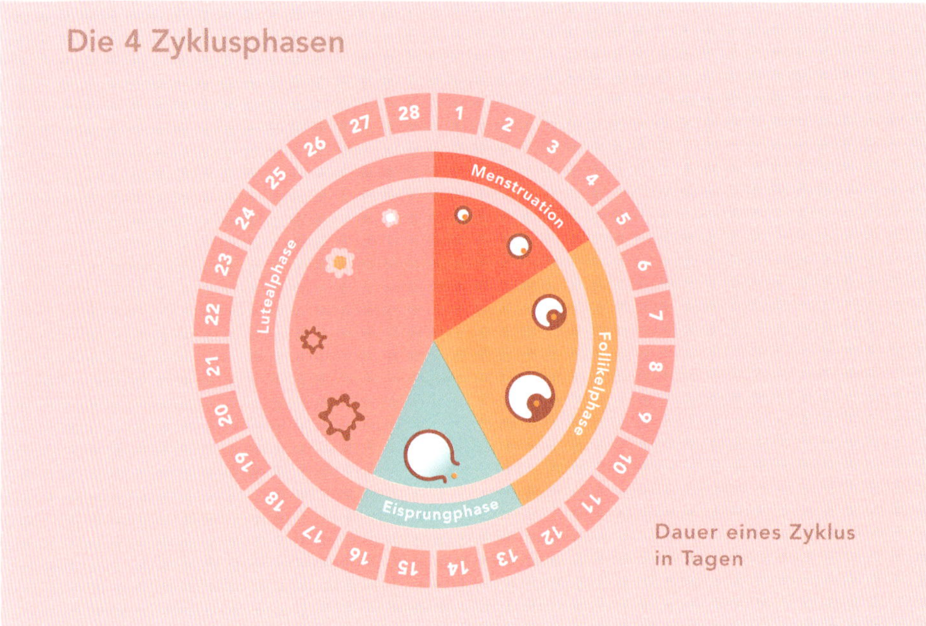

Menstruation (3-7 Tage)

Jeder neue Zyklus beginnt mit der Regelblutung. Diese dauert durchschnittlich 3 bis 7 Tage. Ist deine Blutung länger oder kürzer, kann das ein erstes Signal für ein hormonelles Problem sein.

Während der Menstruation werden etwa 25 bis 80 Milliliter Blut ausgeschieden. Deine Periode wird durch den Abfall bestimmter Hormonspiegel ausgelöst. Aufgrund dessen muss dein Körper nicht nur mit einer Blutung zurechtkommen, sondern auch mit Müdigkeit und Erschöpfung. Viele Frauen fühlen sich zudem sehr dünnhäutig und unruhig in dieser Phase.

Weil der Spiegel deines Sexualhormons Progesteron stark absinkt, beginnt dein Körper damit, die Gebärmutterschleimhaut abzustoßen. Diese ist zuvor aufgebaut worden, damit sich darin eine befruchtete Eizelle hätte einnisten können. Das ist die Grundvoraussetzung einer Schwangerschaft, denn nur durch diesen Vorgang kann ein Embryo sicher in deiner Gebärmutter heranwachsen.

Durch das abfallende Progesteron merkt dein Körper jedoch, dass keine Eizelle befruchtet wurde, und verabschiedet sich deshalb von der Gebärmutterschleimhaut. Das, was bei dir also als Periode ankommt, ist nicht nur reines Blut. Hier handelt es sich vielmehr um eine Mischung aus Gebärmutterschleimhaut, unbefruchteter Eizelle, Gewebe, Vaginalsekret, Blut, Immunzellen, Stammzellen und verschiedenen Nährstoffen. Dazu kommen sogenannte Gerinnungshemmer, die dafür sorgen, dass deine Periode auf dem Weg nach draußen flüssig bleibt und nicht gerinnt, wie das sonst bei Blut der Fall ist.

Das Menstruationsblut von Frauen wird mittlerweile sogar wissenschaftlich untersucht, da die enthaltenen Stammzellen extrem wichtig für die Zellforschung sind. Sie besitzen ein enormes Entwicklungspotenzial – man hofft, daraus Gewebe oder Organe zu züchten und Kranke auf diese Weise in Zukunft besser heilen zu können.

Zu Beginn der Menstruation sind also alle Sexualhormone auf ihrem Tiefpunkt. Der neue Menstruationszyklus nimmt seinen Anfang aber nicht in deinem Uterus, sondern beginnt schon in deinem Gehirn: Die niedrigen Hormonspiegel in dieser Phase signalisieren deinem Hypothalamus (er ist so etwas wie deine wichtigste Schaltzentrale im Gehirn), dass er die Hormonproduktion wieder anwerfen muss. Auf diese Weise kann ein neuer Zyklus beginnen.

Deswegen schickt der Hypothalamus einen Botenstoff namens GnRH (Gonadotropin-Releasing-Hormon) zur Hypophyse, die direkt neben dem Hypothalamus liegt. Diese kleine endokrine Drüse ist nur erbsengroß, aber extrem einflussreich. Denn sie kontrolliert unter anderem mit ihren Hormonen alle anderen Bestandteile des weiblichen Hormonsystems: Schilddrüse, Nebennieren und natürlich auch Eierstöcke. Die Hypophyse will, dass in den Eierstöcken neue Eibläschen – die Follikel – heranreifen, und schüttet deswegen ein Hormon namens FSH (follikelstimulierendes Hormon) aus.

Follikelphase (6–10 Tage)

Dieses follikelstimulierende Hormon ist der Namensgeber deiner zweiten Zyklusphase: der Follikelphase. Sie folgt immer auf deine Menstruation und beginnt ab dem ersten Tag, an dem du kein Blut mehr siehst. Die Phase dauert 6 bis 10 Tage. Hast du einen sehr unregelmäßigen oder langen Zyklus, liegt das meist an einer zu langen Follikelphase.

Zu Beginn dieser Phase kommt das FSH aus der Hypophyse in deinen Eierstöcken an, die beide jeweils die Größe einer Weintraube haben. Das Hormon hilft ihnen dabei, ein Ei auszuwählen und für die Befruchtung vorzubereiten. Das tut es, indem es etwa 20 bis 25 Follikel in den Eierstöcken heranwachsen lässt. Jeder dieser Follikel ist ein Säckchen voller Flüssigkeit, in dem sich jeweils eine unreife Eizelle befindet. Die stimulierten Follikel schwellen an und beginnen außerdem damit, das wichtigste weibliche Sexualhormon Östrogen zu produzieren und auszuschütten. Damit steigt dein Östrogenspiegel in dieser Phase wieder an. Das Östrogen sorgt unter anderem dafür, dass dein Körper damit beginnt, die Gebärmutterschleimhaut aufzubauen, in die sich eine befruchtete Eizelle später im Zyklus einnisten kann. Der Muttermund bewegt sich nach und nach in deinem Vaginalkanal nach oben und öffnet sich.

Außerdem werfen einige Drüsen in der Gebärmutter jetzt die Produktion einer schleimigen Flüssigkeit namens Zervixschleim an (s. S. 28). Der gelartige Ausfluss ist wichtig für das Überleben der Spermien. Er ernährt sie und hilft ihnen gleichzeitig, bis hinauf zur Eizelle zu wandern. Nur mithilfe des Zervixschleims gelingt es den Spermien, deine Eizelle zu befruchten. In der Follikelphase ist dein Zervixschleim noch dickflüssig und oft auch bröckelig, so wie Magerquark oder Mehlpapp. In Richtung Eisprung wird er aber immer cremiger und dünnflüssiger. Du bemerkst ihn vielleicht als Schleim in deinem Slip oder nach der Toilette auf dem Toilettenpapier. Er ist ein völlig normaler Teil deines Zyklus und zeigt, dass alles so abläuft, wie es ablaufen soll.

Eisprungphase (3–6 Tage)

Nur ein Follikel setzt sich im Wettrennen gegen die anderen durch und erreicht die volle Sprunggröße (ca. 20 Millimeter). Die anderen Follikel, die das Rennen verloren haben, gehen zugrunde. Die großen Östrogenmengen in deinem Blut regen jetzt das Gehirn an, die Produktion des follikelstimulierenden Hormons zu drosseln. Stattdessen wird nun ein weiteres Hormon – und zwar das luteinisierende Hormon (kurz LH) – ausgeschüttet.

Dieses hat einen besonders wichtigen Job: Es löst den Eisprung aus – den zweiten Höhepunkt neben der Menstruation innerhalb des Zyklus. Durch den hohen LH-Spiegel bekommt der Sieger-Follikel den Impuls, seine Eizelle in den Eileiter zu stoßen – und auf diese Weise kommt es schließlich zu dem, was wir unter dem Begriff »Eisprung« kennen: Die Eizelle wandert in den Eileiter und kann dort innerhalb von 24 Stunden befruchtet werden. Danach ist eine Befruchtung nicht mehr möglich.

Ein regelmäßiger Eisprung ist nicht nur wichtig für alle, die schwanger werden wollen. Vielmehr ist er auch ein Zeichen dafür, dass dein Körper gesund ist und die Hormon-Motoren fleißig laufen. Rund um den Eisprung wird auch der Zervixschleim flüssig, wässrig, glitschig oder spinnbar wie rohes Eiweiß – und bietet somit die perfekte Rutschbahn für die Spermien.

Kurz vor deinem Eisprung schießt außerdem das Hormon Testosteron nach oben und sorgt dafür, dass deine Lust auf Sex steigt: Dein Körper hat schließlich nur ein Ziel: Befruchtung, Befruchtung, Befruchtung! Daher knipst er deine Libido genau in der Phase an, in der du am fruchtbarsten bist. Und er hat einen Trick auf Lager: Da die Spermien 4 bis 5 Tage in deiner Vagina überleben können, bist du auch schon einige Tage vor deinem eigentlichen Eisprung fruchtbar.

Willst du schwanger werden, musst du also ein paar Tage vor, während oder kurz nach deinem Eisprung Sex haben. Willst du nicht schwanger werden, solltest du genau in der Zeit verhüten.

Schon gewusst? Das Wort Hormon stammt von dem altgriechischen Wort »hormãn« ab, was so viel heißt wie »in Bewegung setzen, antreiben, anregen«.

Lutealphase (10–16 Tage)

Nachdem in der Eisprungphase die Eizelle aus dem Follikel auf große Reise geschickt wurde, wandelt dein Körper den Rest des beim Eisprung geplatzten Follikels zu einer Hormondrüse um, die wegen ihrer gelben Farbe als Gelbkörper bezeichnet wird. »Gelb« heißt auf Latein »luteus« – darum wird diese Phase, in der der Gelbkörper einen so großen Einfluss auf unseren Zyklus nimmt, als Lutealphase bezeichnet. Die Lutealphase ist die längste der vier Zyklusphasen – sie dauert durchschnittlich 10 bis 16 Tage. Hormonell bedingt kann diese Phase nie länger als 18 Tage dauern. Denn ist die Lutealphase länger als 18 Tage, dann ist eine Frau schwanger. Bei den meisten Frauen schwankt die Lutealphase nur sehr wenig und ist von Zyklus zu Zyklus in etwa gleich lang.

In dieser Phase beginnt also dein Gelbkörper damit, das Sexualhormon Progesteron (und eine gewisse Menge Östrogen) zu produzieren. Progesteron ist dafür zuständig, dass die aufgebaute Gebärmutterschleimhaut erhalten bleibt. Das ist sehr wichtig, denn nur so kann sich darin auch eine befruchtete Eizelle einnisten – die Grundvoraussetzung für den Beginn einer Schwangerschaft. Außerdem ist Progesteron ein thermogenes Hormon. Das bedeutet, dass dieses Hormon Wärme erzeugt und so deine Aufwachtemperatur, auch Basaltemperatur genannt, nach dem Eisprung ansteigen lässt. Dieser Temperaturanstieg dient als wichtiges Anzeichen, das belegt, dass ein Eisprung stattgefunden hat. Misst du keinen solchen Temperaturanstieg, gab es zuvor auch keinen Eisprung. Du befindest dich dann in einem sogenannten anovulatorischen Zyklus – also in einem Zyklus ohne Ovulation. Das Progesteron macht aus deinem zuvor flüssigen Zervixschleim wieder eine feste, klebrige Substanz, die nun als Barriere dient, um den Muttermund vor dem Eindringen neuer Spermien sowie von Keimen oder Bakterien zu schützen.

Wird das Ei befruchtet, startet der Körper das Schwangerschaftshormon hCG zu produzieren. Das ist ein wichtiges Zeichen für den Gelbkörper, weiter Progesteron (und Östrogen) herzustellen, damit die Schwangerschaft aufrechterhalten bleibt, bis die Plazenta diesen Job übernimmt. Die befruchtete Eizelle wandert durch den Eileiter in den Uterus. Wenn die Befruchtung ausbleibt, kann der Gelbkörper nur 14 Tage weiter Progesteron produzieren. Danach schrumpft die Drüse und die Hormonproduktion wird gestoppt, unser Progesteron- und Östrogenspiegel fällt ab, die Menstruation setzt ein.

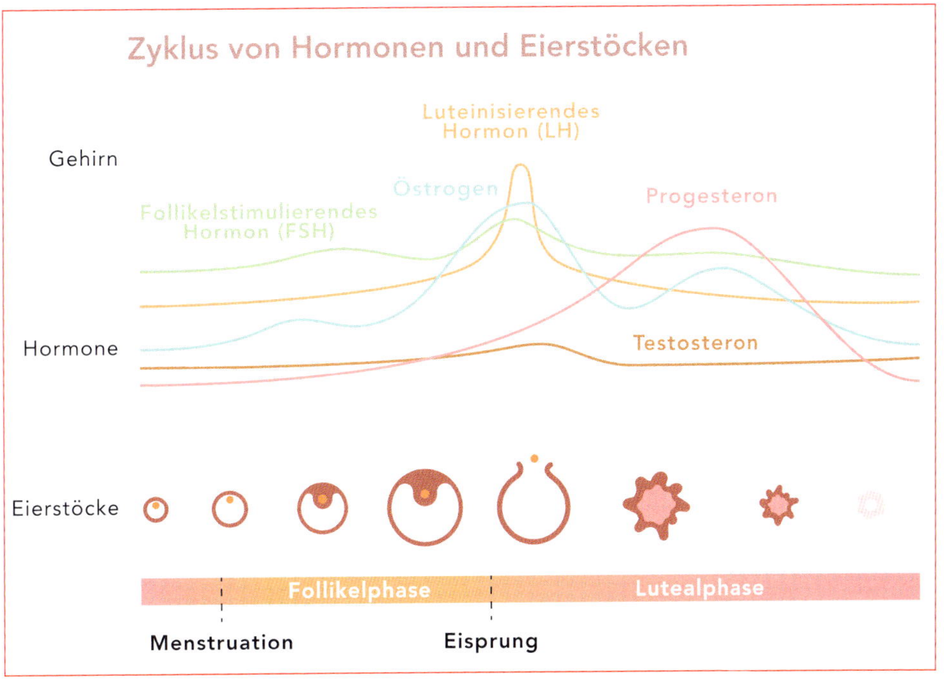

Hormone: Die heimlichen Herrscher

Der Zyklus wird geregelt durch das Zusammenspiel verschiedener Hormone. Im Grunde kannst du es dir so vorstellen: In deinem Körper geht es ein wenig zu wie bei der Post. Deine Hormone sind eine Art biochemischer Briefträger, die Nachrichten durch den Körper an verschiedene Zielorte transportieren. So helfen sie deinem Körper, lebenswichtige Prozesse zu regulieren – zum Beispiel den Stoffwechsel, das Wachstum, den Schlaf und natürlich auch die Fortpflanzung.
Acht Hormone spielen für den weiblichen Hormonzyklus eine besondere Rolle. Wie bei einem Mobile zum Aufhängen balancieren sich die einzelnen Hormone gegenseitig aus und sorgen so dafür, dass alle Vorgänge reibungslos ablaufen. Zieht man jedoch an einem Teil des Mobiles zu stark, gerät das komplette System aus der Balance und fängt heftig an zu wackeln. Genauso kann das auch bei deinem Zyklus geschehen: Gerät nur eines der Hormone außer Balance, kommen schnell weitere Hormone aus dem Takt und die Probleme beginnen sich zu häufen.

Östrogen: Das Weiblichkeitshormon

Das weibliche Geschlechtshormon namens Östrogen wird zu einem Großteil in deinen Eierstöcken produziert. Aber auch deine Nebennierenrinde und Fettzellen schütten einen kleinen Anteil davon aus.

Was macht es?

Östrogen ist das »Weiblichkeitshormon« schlechthin: Es sorgt für schöne Haare, reine Haut, volle Brüste und kurvige Hüften. Aber dieses Hormon lässt dich nicht nur weiblich aussehen – es ist auch dafür verantwortlich, dass du einen Eisprung hast und deine Gebärmutterschleimhaut mit dem Aufbau beginnt. Darum ist es in unserer ersten Zyklushälfte das dominante Hormon, tritt aber auch in der zweiten Zyklushälfte noch auf. Neben seinen Aufgaben im weiblichen Zyklus ist Östrogen außerdem wichtig für die weibliche Knochengesundheit, unterstützt die Gesundheit und Funktion deines Gehirns, hält Cholesterin und Blutdruck stabil und schützt dich vor Herz-Kreislauf-Erkrankungen.

Was kann schiefgehen?
Doch leider ist Östrogen bei vielen Frauen nicht im richtigen Maß vorhanden, sondern tritt zu stark gehäuft aus. Schuld daran ist unser moderner Lebensstil – mit zu viel Stress und zahlreichen hormonstörenden Stoffen in unserer Umwelt. All dies führt in bestimmten Fällen zu einer sogenannten Östrogendominanz. Dieses Ungleichgewicht kann Probleme mit PMS kurz vor der Periode, Regelbeschwerden und im schlimmsten Fall auch Erkrankungen fördern.

Progesteron: Das Entspannungs- und Nestbauhormon

Progesteron wird auch als Gelbkörperhormon bezeichnet. Das liegt daran, dass es vom Gelbkörper produziert wird, der in der zweiten Zyklushälfte aus dem leeren Follikel entstanden ist.

Was macht es?
Progesteron ist der natürliche Gegenspieler des Östrogens. Es übernimmt nach dem Eisprung das Zepter vom Östrogen und regiert als wichtigstes Hormon in der zweiten Hälfte des weiblichen Zyklus. Seine Aufgabe: die Gebärmutterschleimhaut weiter aufbauen und stabil halten, damit sich eine befruchtete Eizelle darin einnisten kann und so neues Leben im Uterus entstehen kann. Außerdem schützt Progesteron die Gehirnfunktion und die Gesundheit der weiblichen Brust. Aber Progesteron ist auch gut für unsere mentale Gesundheit, getreu dem Motto »Keep calm and carry on«: Wenn alles richtig läuft, sorgt es für Entspannung und einen guten Schlaf sowie eine stabile Stimmung in der zweiten Zyklushälfte.

Was kann schiefgehen?
Wenn aber nicht alles richtig läuft, können schnell Probleme im Zusammenhang mit Progesteron auftreten – und das liegt sehr häufig am Stress. Denn Progesteron und das Stresshormon Cortisol teilen sich die

gleiche Bausubstanz – ein Vorgängerhormon namens Pregnenolon. Hast du viel Stress im Alltag, neigt dein Körper dazu, die Progesteronproduktion links liegen zu lassen und dafür mehr Stresshormon zu produzieren. Auf diese Weise kommt es zu einem Progesteronmangel, was typische PMS-Beschwerden wie Gereiztheit, Weinerlichkeit oder Stimmungsschwankungen hervorrufen kann. Auch Probleme, schwanger zu werden, sowie Fehlgeburten hängen meist mit einem zu niedrigen Progesteronspiegel zusammen.

Testosteron: Das Libido- und Selbstbewusstseinshormon

Testosteron ist nur was für Männer? Von wegen! Auch wenn dieses Hormon als das männliche Hormon schlechthin gilt, brauchen Frauen ebenfalls eine gewisse Menge an Testosteron, damit ihr Stoffwechsel anständig funktioniert. Es wird rund um den Eisprung von den Eierstöcken und Nebennierenrinde gebildet.

Was macht es?

Das Hormon Testosteron stärkt die weibliche Libido und kann daher deine Lust auf Sex erhöhen. Schließlich will dich dein Körper dazu bringen, dass du während des Eisprungs Sex hast und so befruchtet werden kannst. Aber auch für andere Bereiche bei Frau und Mann ist Testosteron wichtig: Es stärkt die Denkfunktion, wandelt Fett in Muskelmasse um und sorgt für dichte, stabile Knochen. Die Stimmung profitiert ebenfalls von Testosteron, denn es sorgt dafür, dass du dich selbstbewusst, motiviert und stark fühlst.

Was kann schiefgehen?

Unabhängig von all diesen positiven Aspekte sollte natürlich auch das Testosteron unbedingt in Balance bleiben. Denn zu viel dieses Hormons kann unter anderem zu Problemen mit deinem Eisprung führen. Eine typische Folge von zu hohen Testosteronspiegeln bei Frauen ist eine Hormonstörung namens polyzystisches Ovarialsyndrom, kurz PCOS, bei der sich die überschüssigen männlichen Hormone beispielsweise in Form von Haarausfall, extremem Haarwuchs im Gesicht oder Gewichtszunahme zeigen können.

FSH: Das follikelstimulierende Hormon

Das follikelstimulierende Hormon wird unmittelbar nach deiner Periode von der Hypophyse ausgeschüttet.

Was macht es?

Wie aus dem Namen ersichtlich sorgt das follikelstimulierende Hormon dafür, dass die Follikel in deinen Eierstöcken zu wachsen und reifen beginnen und damit die Östrogenproduktion anwerfen.

Was kann schiefgehen?

Ein zu niedriger FSH-Spiegel wird von der Pille verursacht, kann aber auch an einer Unterfunktion der Hypophyse liegen. Zu viel FSH ist dagegen auf eine Unterfunktion der Eierstöcke zurückzuführen. Geraten die FSH-Spiegel außer Balance, kann das zu Zyklusstörungen und Problemen mit der Fruchtbarkeit führen.

LH: Das luteinisierende Hormon

Das luteinisierende Hormon wird auf dem Höhepunkt deiner Follikelphase ebenfalls von der Hypophyse ausgeschüttet.

Was macht es?

Das luteinisierende Hormon drückt den Startknopf für deinen Eisprung, indem es dafür sorgt, dass eine gereifte Eizelle aus den Follikeln freigegeben wird und in einen der Eileiter wandert. Anschließend hilft das LH dabei, die leere Follikelhülle nach dem Eisprung in den Gelbkörper umzuwandeln, der Progesteron produziert.

Was kann schiefgehen?

Durch Störungen der Hypophyse oder des Hypothalamus, aber auch infolge von entzündlichen Darmerkrankungen kann es dazu kommen, dass der LH-Spiegel zu niedrig ist. Ein zu hoher LH-Spiegel kann unter anderem mit dem polyzystischen Ovarialsyndrom (PCOS), aber auch mit genetischen Erkrankungen zusammenhängen. Ist das luteinisierende Hormon nicht im Gleichgewicht, können Zyklusbeschwerden und Fruchtbarkeitsprobleme auftreten.

Insulin: Das Zuckerhormon

Dieses Hormon ist eine Art »Zucker-Polizei«. Wann immer du ein Lebensmittel isst, das Kohlenhydrate enthält, wandelt dein Körper diesen Nährstoff in Zuckerbausteine namens Glukose um. Gelangt die Glukose schließlich ins Blut, löst dies das Signal für deine Bauchspeicheldrüse aus, Insulin auszuschütten.

Was macht es?

Das Wächterhormon Insulin will deinen Blutzuckerspiegel um jeden Preis stabil halten und transportiert deshalb die Glukose aus dem Blut in deine Zellen. Dort wird der Zucker als Energie genutzt oder als Fett gespeichert. Je mehr Kohlenhydrate bzw. Zucker du isst, desto mehr Insulin muss dein Körper produzieren.

Was kann schiefgehen?

Gerät dein Blutzuckerspiegel aus dem Gleichgewicht, wie es bei einer Insulinresistenz der Fall ist, kann das deinen Zyklus stören und Fruchtbarkeitsprobleme sowie hormonelle Störungen auf den Plan rufen.

Cortisol: Das Stresshormon

Unter der Bezeichnung »Stresshormon« hat das Cortisol in der letzten Zeit einen eher schlechten Ruf bekommen. Tatsache ist aber, dass Cortisol ein sehr wichtiges Hormon ist, das unser Körper unbedingt braucht, um zu funktionieren – solange es in der richtigen Menge ausgeschüttet wird. Dieses Hormon wird von deinen Nebennieren, genauer gesagt von der Nebennierenrinde, gebildet. Die Nebennieren sind zwei Organe, die wie kleine Hütchen auf deinen Nieren sitzen – sie haben jedoch nichts mit den Nieren zu tun.

Was macht es?

Cortisol ist unter anderem dafür zuständig, dass wir am Morgen gut aus dem Bett kommen und uns fit und leistungsfähig fühlen. Auch bei Stress schüttet unser Körper sofort Cortisol aus. Die sogenannte HHN-Achse (Hypothalamus-Hyphophysen-Nebennierenrinden-Achse) sorgt für die Regulierung dieses dominanten Hormons.

Was kann schiefgehen?
Das Problem besteht allerdings darin, dass unser Körper normalen Alltagsstress nicht von lebensbedrohlichem Stress unterscheiden kann. So produzieren wir oft viel zu viel Cortisol, was auf lange Sicht zu einem chronisch erhöhten Cortisol-Level führen kann. Und das stört leider den kompletten weiblichen Zyklus: Es stoppt die Progesteronproduktion, vermindert deine Lust auf Sex, verschiebt bzw. unterbricht den Eisprung und kann sogar zu Problemen führen, schwanger zu werden.

Schilddrüsenhormone: Das Stoffwechselduo

Die beiden Hormone T3 (kurz für Trijodthyronin) und T4 (kurz für Thyroxin) werden, angeregt durch das Gehirn, in der Schilddrüse produziert. Diese schmetterlingsförmige Drüse sitzt vorne an deinem Hals.

Was machen sie?
Deine Schilddrüsenhormone mischen bei fast jeder Funktion des Körpers mit: bei der Regulierung von Stoffwechsel und Temperatur, bei Verdauung, Leberentgiftung, Gehirn- und Herzfunktion, Stimmung und Fruchtbarkeit. Die Schilddrüse wird auch als Energiezentrale unseres Körpers bezeichnet. Sind ihre Hormone in Balance und in passender Menge vorhanden, fühlst du dich gut gelaunt und energetisch.

Was kann schiefgehen?
Leider kommt es jedoch bei vielen Frauen zu einer Fehlfunktion der Schilddrüse – vor allem eine Schilddrüsenunterfunktion ist relativ weitverbreitet. Störungen der Schilddrüsenhormone können den Zyklus stark beeinflussen. Und: Unerfüllter Kinderwunsch tritt besonders häufig bei Frauen mit einer Schilddrüsenunterfunktion auf. Deswegen sollte bei hormonellen Problemen auch immer ein Blick auf die Schilddrüsenhormone geworfen werden.

Oxytocin: Das Kuschelhormon

Oxytocin wird in deinem Gehirn, genauer gesagt im Hypothalamus gebildet – und zwar meist ausgelöst durch jede Form eines angenehmen körperlichen Kontakts.

Was macht es?

Oxytocin heißt auch Kuschelhormon: Es flutet unseren Körper bei einem Orgasmus, aber auch während der Geburt eines Kindes. Am Ende der Schwangerschaft werden die Wehen mithilfe von Oxytocin ausgelöst sowie kurz danach auch der Milcheinschuss. Während der Menstruation ist es ebenfalls mit von der Partie und fördert die Kontraktion der Gebärmutter. Außerdem sorgt das Hormon für starke zwischenmenschliche Bindungen – sowohl zu unseren Kindern als auch in der Partnerschaft und sogar in Freundschaften. Denn wir schütten es nicht nur beim Kuscheln aus, sondern auch durch eine einfache Umarmung oder ein gutes Gespräch. Der große Pluspunkt: Oxytocin ist ein Gegenspieler von Cortisol und hilft dabei, auf natürliche Weise Stress abzubauen.

Was kann schiefgehen?

Ein niedriger Oxytocinspiegel kann durch einschneidende Lebensereignisse wie etwa posttraumatische Belastungsstörungen oder ein Trauma aus der Kindheit ausgelöst werden. Auch permanente Einsamkeit oder Angstzustände können dazu beitragen, dass die Oxytocinproduktion des Körpers eingeschränkt ist.

Serotonin: Das »Glückshormon«

Der Großteil des Botenstoffs Serotonin wird im Darm aus dem Eiweiß Tryptophan produziert (s. S. 63) und gelagert, ein kleiner Teil entsteht aber auch im Gehirn. Aus diesem Grund ist unsere Darmgesundheit für unsere Stimmung so enorm wichtig.

Was macht es?

Serotonin fördert die Stimmung, verbessert das Allgemeinbefinden und wirkt beruhigend. Auch an körperlichen Prozessen wie Schmerzempfinden, Gedächtnisleistung und Essverhalten ist Serotonin beteiligt. Zudem kann unser Körper aus Serotonin das Schlafhormon Melatonin bilden und hat so einen wichtigen Einfluss auf unseren Schlaf. Der Serotoninspiegel ist daher morgens am niedrigsten. Ein Frühstück mit genügend Kohlenhydraten und Eiweiß ist umso wichtiger, weil wir Kohlenhydrate für die Synthese des Glückshormons brauchen.

Was kann schiefgehen?

Durch langanhaltenden Stress, chronische Infektionen und Autoimmunerkrankungen, aber auch durch einen Mangel an Vitamin B6 kann ein Serotoninmangel entstehen. Ohne Serotonin fühlst du dich einfach schlecht: müde, antriebslos, ängstlich und schlecht gelaunt. Außerdem steht ein Serotoninmangel im Verdacht, bei der Entstehung des Reizdarmsyndroms beteiligt zu sein.

Prolaktin: Das Milchhormon

Dieses Hormon wird in der Hypophyse gebildet und sein Name verrät seine Wirkung im Stoffwechsel: »lac« ist lateinisch und steht für das Wort »Milch«, während »pro« »für« bedeutet. Prolaktin heißt also so viel wie »für die Milch«.

Was macht es?

Nach der Geburt sorgt Prolaktin für die Milchbildung, damit Frauen ihr Neugeborenes stillen können. In der Schwangerschaft lässt Prolaktin die Milchdrüsen entwickeln, damit das Stillen später überhaupt funktioniert. Aber auch außerhalb der Schwangerschaft und Stillzeit produziert unser Körper geringe Mengen Prolaktin. Es ist unter anderem an Eisprung, Wachstum sowie Wasser- und Salzhaushalt beteiligt.

Was kann schiefgehen?

Durch Stress, Schilddrüsenunterfunktion, Medikamente (z. B. Antidepressiva) sowie weitere Faktoren kann das Hormon Prolaktin im Stoffwechsel erhöht sein, was möglicherweise zu PMS, einem unregelmäßigen Zyklus sowie unerfülltem Kinderwunsch führt.

Du siehst, dass im weiblichen Körper alles ineinandergreift – wie ein Orchester, das gemeinsam eine wunderschöne Symphonie spielt. Da so viele verschiedene Hormone und hormonelle Drüsen beteiligt sind, gibt es auch sehr viele Stellen, an denen etwas schiefgehen und die Symphonie dadurch schnell nicht mehr melodisch klingen kann. Daher ist es wichtig, dass du den Überblick über deine Zyklusphasen behältst. Und das klappt am besten, wenn du deinen Zyklus trackst.

ZYKLUSTRACKEN LEICHT GEMACHT

Die genannten Zeitspannen der jeweiligen Zyklusphasen sind lediglich grobe Orientierungslinien. Wenn du genauer wissen willst, in welcher Phase du dich gerade befindest, empfehle ich dir, mit dem Zyklustracken loszulegen. Dieses Wissen ist essenziell, denn nur, wenn du weißt, in welcher Zyklusphase du gerade steckst, kannst du auch zyklusbewusst leben. Keine Angst – das ist nicht so kompliziert, wie es vielleicht auf den ersten Blick wirken mag.

Wichtig vorab: Meine vorgeschlagene Methode eignet sich gut, um zu ermitteln, in welcher Zyklusphase du dich gerade befindest. Es ist jedoch keine sichere Verhütungsmethode, also bitte verlass dich auf keinen Fall beim Sex darauf. Willst du mithilfe deiner Körpersignale verhüten, empfehle ich dir, einen Kurs in symptothermaler Verhütung bei einer Beraterin für Natürliche Familienplanung (klingt komisch, ist aber eine sehr sichere Verhütungsmethode) zu absolvieren. Sie wird dir genau erklären, worauf du achten musst, damit du sicher vor einer ungewollten Schwangerschaft geschützt bist (s. S. 188).

Die Verhütungsmethode Natürliche Familienplanung (NFP) ist so sicher wie die Antibabypille.

Bevor du mit dem Zyklustracken loslegst, überlege dir am besten als Erstes, auf welche Weise du das am liebsten machen möchtest: Bist du mehr ein analoger Typ, der es liebt, per Hand Dinge in einen Kalender einzutragen? Dann kauf dir einen Zyklusplaner in Buchform, in dem du alles handschriftlich festhalten kannst. Oder magst du lieber alles digital auf deinem Handy haben? Dann lade dir gleich jetzt kostenlos meine Bodysynchron-Zyklus-App herunter, in die du alle deine Zyklusphasen eintragen kannst und die dir dazu sogar schon geeignete Lebensmittel vorschlägt. Infos dazu findest du auf der Webseite www.bodysynchron.de/app sowie auf meinem Instagramkanal www.instagram.com/bodysynchron/. Und schon kann es mit der Aufzeichnung losgehen!

Schritt 1: Tracke deine Periode

Deine Periode ist auch deine erste Zyklusphase – deshalb beginnt das Zyklustracken immer mit ihr. Den ersten Tag, an dem du blutest, trägst du als Zyklustag 1 ein. Darauf folgen Zyklustag 2, 3 und so weiter. Solange du blutest, trägst du deine Menstruation ein.

Vorsicht, Verwechslungsgefahr: Einige Frauen haben Zwischenblutungen vor ihrer Periode. Das hat nichts mit der Monatsregel zu tun – deswegen achte darauf, dass du das nicht mit deiner Periode durcheinanderbringst. Zwischenblutungen sind kürzer und leichter als die normale Menstruation. Notiere dir die Zwischen- bzw. Schmierblutungen als Körpersymptom in deinen Aufzeichnungen. Das hilft dir, hormonelle Probleme und ihre Ursachen schneller zu erkennen.

Schritt 2: Tracke deinen Zervixschleim

Sobald du kein Blut mehr siehst, bist du offiziell in deiner Follikelphase angekommen – notiere das am besten gleich in deiner Aufzeichnung. In dieser Phase beginnst du damit, deinen Zervixschleim zu überprüfen. Das ist der gelartige Ausfluss, der von den Drüsen in deinem Uterus gebildet wird – ich habe das Thema bereits im Abschnitt mit den verschiedenen Zyklusphasen erwähnt (s. S. 16). Der Zervixschleim ist ein wichtiges erstes Fruchtbarkeitssignal und hilft dir dabei, die verschiedenen Zyklusphasen zu unterscheiden.

Am Anfang der Follikelphase ist von diesem Schleim vermutlich noch nichts vorhanden. Doch mit der Zeit sorgt dein ansteigender Östrogenspiegel dafür, dass du mehr Zervixschleim produzierst. Dadurch fühlen sich deine Vulva und Vagina immer feuchter an. Mit der Zeit beginnt auch etwas Schleim aufzutreten. Du siehst ihn vielleicht in deinem Höschen oder nach der Toilette beim Abwischen auf dem Toilettenpapier. Am Anfang ist der Schleim eher breiig und bröckelig, von der Konsistenz ähnlich wie Magerquark. Bald aber beginnt der Schleim, seine Konsistenz zu verändern – ein Hinweis, dass sich der Eisprung nähert.

Wird dein Zervixschleim cremiger, nasser, flüssiger, zwischen zwei Fingern spinnbar oder bekommt eine Konsistenz wie rohes Eiweiß, dann geht es bei dir schnurstracks auf den Eisprung zu. Der glitschige Schleim soll nämlich dafür sorgen, dass in die Vagina eindringende Spermien genährt und versorgt werden und schließlich problemlos zu deinem Uterus gelangen. Deswegen kannst du in deine Aufzeichnungen »Eisprungphase« eintragen, sobald dein Zervixschleim nicht mehr bröckelig ist, sondern eine cremige Konsistenz annimmt.

Nach deinem Eisprung wird der Zervixschleim wieder trockener, bis du schließlich nichts mehr von ihm spürst. Sobald der cremig-glitschige Schleim also verschwindet, kannst du in deinem Planer oder deiner App »Lutealphase« vermerken. In der befindest du dich dann so lange, bis deine Menstruation von Neuem beginnt und den nächsten Zyklus einläutet. Mithilfe deines Zervixschleims bekommst du bereits einen sehr guten Überblick über deine verschiedenen Zyklusphasen. Deswegen fange damit an und schau, wie du mit der Überprüfung des Schleims am besten zurechtkommst.

Zervixschleim im Laufe des Zyklus

Trockene Phase	Klebrige Phase	Cremige Phase	Feuchte Phase
unfruchtbar	möglich fruchtbar	fruchtbar	hochfruchtbar

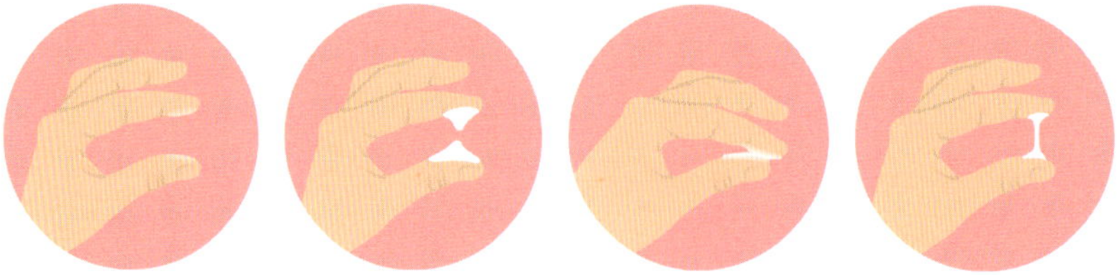

trocken undurchlässig	feucht klumpig bis klebrig	feucht cremig	flüssig und dehnbar wie rohes Eiweiß

Schritt 3: Tracke deine Basaltemperatur

Hast du dich mit deinem Schleim gut eingeschwungen, kannst du als Nächstes noch einen Schritt weitergehen: Beginne damit, deine Basaltemperatur aufzuzeichnen. Als Basaltemperatur bezeichnet man die Temperatur, die du direkt beim Aufwachen misst – noch bevor du das Bett verlässt. Sie kann dir deutlicher als der Zervixschleim darüber Auskunft geben, ob du tatsächlich einen Eisprung hattest oder nicht.

Auch die Basaltemperatur verrät dir, wo du dich gerade in deinem Zyklus befindest. Vor dem Eisprung ist sie eher niedrig und liegt meist im Bereich von 36,10 bis 36,50°. Ein bis zwei Tage nach deinem Eisprung steigt sie um mindestens 0,2° an, weil nun dein Körper mit der Produktion des Hormons Progesteron loslegt, das wärmebildend in deinem Körper wirkt. Kurz vor der nächsten Periode, wenn das Progesteron abfällt, sinkt auch deine Körpertemperatur wieder ab.

Um vergleichbare Daten zu bekommen, solltest du morgens möglichst immer zur gleichen Zeit aufwachen und deine Basaltemperatur messen. Das kannst du mit einem Basalthermometer tun, das preisgünstig in Apotheke oder online erhältlich ist. Oder du nutzt einen Zykluscomputer oder ein Bluetooth-Thermometer, das sich direkt mit einer App koppelt, die du zum Zyklustracken verwenden kannst. Achtung: Das normale Fieberthermometer, das du daheim rumliegen hast, tut es nicht, denn das hat zu wenig Nachkommastellen. Du brauchst zum Messen ein Thermometer, das zwei Stellen nach dem Komma anzeigt.

Beachten solltest du auch sogenannte Störfaktoren: Alkohol, Stress, schlechter Schlaf, Krankheiten und vieles mehr führen zu einer Veränderung deiner Basaltemperatur. Das musst du bei deinen Aufzeichnungen beachten und die Messungen, die mit Störfaktoren zusammenhängen, gegebenenfalls ausklammern.

Schritt 4: Tracke deine Symptome

Zu guter Letzt solltest du auch alle körperlichen und seelischen Veränderungen während deines Zyklus in deinem Kalender oder deiner App dokumentieren. Deswegen frage dich: Ist in diesem Zyklus etwas anders als sonst? Hast du zum Beispiel Zwischenblutungen oder sind deine Brüste geschwollen? Wie hast du geschlafen, wie steht es um deine Libido? Hast du Verdauungsprobleme und spezielle Gelüste, wie beispielsweise Heißhunger auf Schokolade? Wie hoch ist dein Energielevel und wie gut deine Laune? Gab es Dinge, die dir an diesem Tag besonders schwerfielen?

Auswertung deines Trackings

All das solltest du in deinen Zyklusaufzeichnungen notieren. Denn auf diese Weise kannst du Muster und Abweichungen leichter erkennen und so auch schneller den Auslöser für etwaige hormonelle Probleme entdecken. Wie bereits erwähnt bewegt sich der durchschnittliche Zyklus einer Frau zwischen 21 und 35 Tagen. Die Länge kann dabei jedoch auch von Zyklus von Zyklus variieren, da unser Körper sehr

Die Farbe deiner Periode

Vielleicht ist die Vorstellung für dich neu: Aber dein Körper kommuniziert die ganze Zeit mit dir – du musst ihm nur richtig zuhören. Während dir der Zervixschleim zum Beispiel ankündigt, dass sich die fruchtbare Zeit nähert, gibt dir deine Periode sogar einen noch wichtigeren Einblick: Sie verrät dir, wie gesund du bist. Ja, du hast richtig gehört! Aufgrund ihrer Bedeutung für die gesamte körperliche Gesundheit der Frau wurde die Periode vom American Congress of Obstetricians and Gynecologists (ACOG) zum fünften sogenannten Vitalzeichen erklärt. Das bedeutet, dass sie eine ähnlich wichtige Aussagekraft hat wie Atmung, Herztätigkeit, Bewusstsein und Körpertemperatur.

Wie können Frauen aus der Regelblutung Rückschlüsse auf ihre Gesundheit ziehen? Ganz einfach: durch Farbe, Dauer und Konsistenz. Darum solltest du genauer hinsehen, wenn du Tampon, Binde oder Menstruationstasse entfernst. Die Farben, die du siehst, sprechen zu dir:

Granatapfelrot: Ein leuchtendes Rot wie der Saft eines Granatapfels ist der Idealzustand deiner Periode. Ihre Konsistenz sollte relativ viskos sein – ähnlich wie normales Blut – und nur wenige Koagel (kleine, gelartige Teilchen) enthalten. Die Dauer einer gesunden Periode beträgt 3 bis 7 Tage.

Pflaumenrot: Deine Periode hat einen deutlich dunkleren Rotton, ist dickflüssiger bzw. zäh-klebrig? Das kann ein Signal für eine Östrogendominanz sein. Diese führt dazu, dass mehr Gebärmutterschleimhaut aufgebaut wird und du stärker blutest. Durch die stärkere Blutung gerinnt ein größerer Teil der Periode, weil die Anti-Gerinnungsfaktoren nicht mehr mit der Arbeit hinterherkommen. So entstehen mehr Verklumpungen. Eine Östrogendominanz führt zudem oft auch zu einer längeren, schmerzhafteren Blutung.

Braunrot: Die braun-rote Färbung der Menstruation kann dadurch entstehen, dass deine Gebärmutter die Schleimhaut nicht komplett abstößt. Die alten Reste oxidieren und färben sich braun. Sie werden erst bei der nächsten Periode mit abgebaut, wodurch die braune Färbung entsteht. Das ist nicht unnormal, es kann sich aber auch ein Progesteronmangel dahinter verstecken. Ist das der Fall, leiden Betroffene darüber hinaus oft an PMS-Symptomen wie Stimmungsschwankungen, Depressionen, Angst oder Schlafproblemen.

Rosarot: Hat dein Blut eine rosa Färbung und eine fast wässrige Konsistenz, kann das ein Zeichen dafür sein, dass (zu) wenig Gebärmutterschleimhaut aufgebaut wurde und der Östrogenspiegel sehr niedrig ist. Denn nur bei einem normalen Östrogenwert baut der Körper genügend Gebärmutterschleimhaut auf. Oft stecken hinter der hellen Farbe eine Mangelernährung oder Essstörungen.

sensibel auf äußere Einflüsse reagiert. Aus dem gleichen Grund ist auch die Kalendermethode, bei der man auf Basis der letzten Zyklen den nächsten Eisprung errechnet, verhältnismäßig unsicher. Der Eisprung lässt sich nicht errechnen, eben weil er von so vielen Faktoren abhängt. Auch der Mythos, der Eisprung würde immer in der Zyklusmitte – also an Tag 14 – stattfinden, ist Schwachsinn. Wann du deinen Eisprung hast, ist vollkommen individuell und lässt sich nur anhand einer symptothermalen Methode wie etwa NFP sicher tracken.

Ist dein Zyklus länger oder kürzer als die genannten 21 bis 35 Tage, solltest du dem Ganzen auf den Grund gehen. Denn sehr wahrscheinlich verbirgt sich dahinter ein hormonelles Problem. Leider bedeutet auch eine völlig normale Zykluslänge nicht automatisch, dass mit unserem Hormonhaushalt alles in Ordnung ist. Denn oft zeigen sich Hormonprobleme nicht an der Zykluslänge, sondern anhand anderer Symptome, wie zum Beispiel am prämenstruellen Syndrom (PMS) oder an Regelschmerzen. Obwohl diese beiden Probleme weitverbreitet sind, sind sie nicht normal, sondern ein Zeichen dafür, dass in deinem Körper etwas nicht richtig läuft.

Wenn eines deiner Hormone aus dem Gleichgewicht gerät, tut es das meist nicht allein. Um wieder auf das Bild mit dem Mobile zurückzukommen: Reißt du an nur einem Teil des Mobiles, geraten auch andere Teile des Ganzen ins Wackeln.

PMS, PERIODE & CO: DAS STILLE LEIDEN DER FRAUEN

Deine Hormone sind in ihrer Funktion so eng miteinander verknüpft, dass ein Hormonproblem selten allein kommt. Daher kann es sein, dass du an völlig unterschiedlichen Symptomen leidest, die auf den ersten Blick gar nichts miteinander zu tun haben. Wenn du aber genauer hinsiehst, wirst du merken, dass es meist ein oder zwei Hauptprobleme gibt, die alle restlichen Beschwerden ausgelöst haben. Wenn du die Hauptursachen beseitigst, verschwinden meist auch die anderen Probleme wieder von allein.

Die Hierarchie der Hormone

Dazu solltest du wissen, dass deine Hormone eine gewisse Rangordnung einnehmen. So gibt es Hormone, die der Körper als wichtiger betrachtet als andere. An erster Stelle stehen dabei Insulin und Cortisol – sie entscheiden im Ernstfall über Leben und Tod. Geraten wir in eine gefährliche Situation, ist Cortisol der Superheld, der losgeschickt wird, um uns zu retten. Das Stresshormon sorgt dafür, dass Glukose aus den Vorräten ins Blut ausgeschüttet wird. Sofort ist Insulin zur Stelle und bringt die Glukose in unsere Zellen, sodass wir genügend Power haben, um entweder zu kämpfen oder wegzulaufen – die klassische Überlebensstrategie: Kampf oder Flucht. Auf Platz zwei der Hormontreppe stehen Pregnenolon und DHEA, die Ausgangssubstanzen der Sexualhormone. DHEA wird auch als »Mutter aller Hormone« bezeichnet, Pregnenolon als die »Großmutter aller Steroidhormone«.

Sind Cortisol oder Insulin außer Balance, beeinflusst das all deine anderen Hormone: Östrogen, Progesteron, Testosteron oder auch die Schilddrüsenhormone. Sie alle ordnen sich den beiden Chefs in der hormonellen Rangordnung unter und kommen erst dann zurück ins

Hierarchie der Hormone

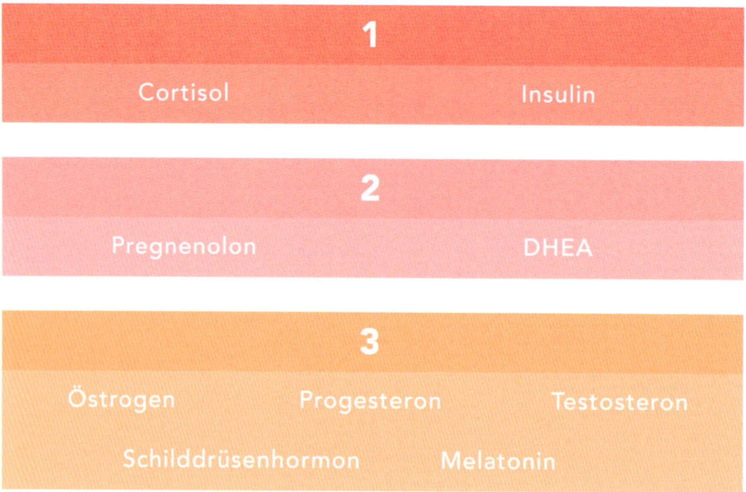

Gleichgewicht, wenn auch die Cortisol- und Insulinspiegel wieder auf ihrem Normalniveau sind. Daher ist hier immer der erste Ansatzpunkt, wenn du Hormonprobleme hast. Wie du sowohl deinen Insulin- als auch deinen Cortisolspiegel stabilisieren kannst, erfährst du in Kapitel 2 und Kapitel 3 dieses Buches.

Es ist nicht alles nur in deinem Kopf

Leider werden Frauen, die ihre Hormonprobleme schildern, oft nicht ernst genommen oder gar als empfindlich abgestempelt. Sie sollen sich »zusammenreißen« oder »nicht so haben«. Hormonelle Beschwerden werden als natürlicher Teil des Frauseins abgetan. Doch lass mich dir eines sagen: Probleme und Leiden, die in Zusammenhang mit deinem Zyklus stehen, sind nie normal! Hinter den Beschwerden steckt fast immer eine Ursache, der es auf den Grund zu gehen gilt. Nur so können die Probleme restlos bekämpft und beseitigt sowie Blockaden gelöst werden. Lass uns nun die häufigsten Hormonprobleme menstruierender Personen detaillierter betrachten und besprechen, was du in den einzelnen Fällen konkret tun kannst.

Die häufigsten Symptome bei hormonellen Problemen

Haut und Haare: Akne, Ekzeme, unreine Haut, trockene Haut, starker Haarwuchs im Gesicht, Haarausfall, Schuppen, brüchige Nägel, Hitzewallungen, Nachtschweiß, vaginale Trockenheit

Reproduktion: Brustschwellung, Brustschmerzen, Krämpfe, Mittelschmerz, PMS, PMDS, Myome, Zysten, Endometriose, Adenomyose, PCOS, ausbleibende Periode, unregelmäßige Periode, schmerzhafte Periode, starke Periode, Zwischenblutungen, ausbleibender Eisprung, Unfruchtbarkeit, Fehlgeburten, niedrige Libido, Schmerzen beim Geschlechtsverkehr, vaginale Infektionen, Post-Pill-Syndrom

Stimmung und Gehirn: Kopfschmerzen, Migräne, Gereiztheit, Stimmungsschwankungen, Weinerlichkeit, Depressionen, Gehirnnebel, Konzentrationsprobleme, Angst, Erschöpfung, Fatigue-Syndrom

Verdauung und Stoffwechsel: Blähbauch, Durchfall, Verstopfung, Reizdarm, Wassereinlagerungen, Schilddrüsenunterfunktion, Insulinresistenz, metabolisches Syndrom, grundlose Gewichtszunahme, Schwierigkeiten, Gewicht zu verlieren, Diabetes

Prämenstruelles Syndrom (PMS)

Das wohl verbreitetste Problem unter allen genannten Hormonstörungen ist das prämenstruelle Syndrom (PMS). Wie viele Frauen kennst du, die noch nie PMS hatten? Die noch nie von Heißhungerattacken, Stimmungsschwankungen, unreiner Haut, Brustspannen oder Ähnlichem kurz vor ihrer Periode geplagt wurden? Lass mich raten: Vermutlich kannst du diese Personen an einer Hand abzählen.

PMS ist für viele ein monatlicher Begleiter, der die Lutealphase sehr unangenehm machen kann. Dabei tritt das Syndrom als regelrechtes Chamäleon auf. Anhand des Begriffs Syndrom kann man bereits ablesen, dass sich dahinter sehr viele unterschiedliche Symptome verbergen, die von Frau zu Frau variieren können. Insgesamt sind bis zu 150 verschiedene körperliche und psychische Beschwerden bekannt. Zu den häufigsten von ihnen zählen:

- Angst
- Brustspannen und -schmerzen
- Blähbauch
- Depression
- Gereiztheit
- Gewichtszunahme
- Heißhungerattacken
- Müdigkeit
- Kopfschmerzen
- Stimmungsschwankungen
- unreine Haut
- Wassereinlagerungen
- Weinerlichkeit

Diese Symptome haben gemeinsam, dass sie in den zehn Tagen vor der Periode auftreten und während bzw. kurz nach der Blutung wieder verschwinden. Und leider sind sehr viele Frauen davon betroffen. 80 Prozent der Frauen berichten von körperlichen, psychischen und auch emotionalen Veränderungen vor ihrer Periode. Bei 20 Prozent von ihnen sind die Beschwerden so stark, dass sie Medikamente dagegen einnehmen müssen. Obwohl das Problem wahnsinnig verbreitet ist, werden Betroffene leider viel zu selten ernst genommen.

Wenn Frauen sich über ihre Probleme mit PMS bei ihrer Gynäkologin oder ihrem Gynäkologen beklagen, bekommen sie meist diese zwei Wahlmöglichkeiten präsentiert: Nimm die Pille oder akzeptiere es einfach. Die Optionen scheinen also mehr als begrenzt zu sein.

Was wäre, wenn ich dir sagen würde, dass wir weitaus mehr Möglichkeiten haben als stille Akzeptanz oder synthetische Hormone?

Wenn dein Körper PMS-Symptome aufzeigt, dann kommt das nicht daher, weil ihm das so große Freude bereitet. Nein, vielmehr versucht er, so mit dir zu kommunizieren. Es ist wie eine Warnleuchte am Auto, die dir entweder sagt, dass dein Benzin alle ist, du Öl nachfüllen oder dringend in der Werkstatt vorbeischauen solltest.

Wodurch entsteht PMS?

Also was sorgt dafür, dass diese Warnleuchte angeht? Leider sind die genauen Auslöser für das PMS bis heute nicht wissenschaftlich geklärt – trotz jahrzehntelanger Forschung. Da das prämenstruelle Syndrom aber, wie du eben gesehen hast, eine große Vielfalt an Symptomen mit sich bringt, geht man mittlerweile davon aus, dass mehrere Faktoren für die Beschwerden verantwortlich sind. Es wird vermutet, dass das PMS mit einem hormonellen Ungleichgewicht sowie mit Entzündungsreaktionen im Körper zusammenhängt. Gerade die Hormone Östrogen und Progesteron stehen im Verdacht, an der Entstehung eines PMS beteiligt zu sein.

Wie wir im vorherigen Kapitel gesehen haben, ist Östrogen im Grunde ein großartiges Hormon, das dafür sorgt, dass du dich energetisch fit und wohl in deiner Haut fühlst. Und doch macht auch hier die Dosis das Gift: Östrogen in der richtigen Menge ist wunderbar. Zu viel Östrogen dagegen – also eine Östrogendominanz – ist alles andere als wunderbar. Es sorgt für Brustspannen, Gereiztheit, Migräne und Wassereinlagerungen. Durch die vielen künstlichen Östrogene, sogenannte Xenoöstrogene, die sich in unserer Umwelt befinden, nehmen wir im Alltag zu viel dieses Hormons auf. Das führt auf lange Sicht zu einer Östrogendominanz (s. ab S. 74).

Aber auch zu wenig Progesteron wird zum Problem. In der Lutealphase beginnt dein Östrogenspiegel abzusinken. Nun ist Progesteron gefragt, um diesen Entzug von Östrogen aufzufangen. Produziert dein Körper aber nicht ausreichend Progesteron, führt das zu Müdigkeit, Angstgefühlen oder Migräne. Kommen nun noch Entzündungen durch eine falsche Ernährung oder einen hormonschädigenden

Lebensstil hinzu, wird der Effekt verstärkt. Denn Entzündungen funken in deine Progesteronproduktion hinein und sorgen dafür, dass der Körper nicht mehr richtig auf das Hormon reagiert. Die Folge:
Du brauchst noch mehr Progesteron, um die Verluste auszugleichen – und der Körper kommt mit der Produktion nicht mehr hinterher.

Was kannst du tun?

Wissenschaftlich erwiesen ist, dass zu viel Zucker, Koffein, Alkohol und Nikotin das PMS begünstigen. Daher achte unbedingt auf eine hormonfreundliche, entzündungsarme Ernährung. Mithilfe von Zyklusfood, das ich dir in Kapitel 2 genauer vorstelle, kannst du Beschwerden vor der Periode lindern. Daneben solltest du die Xenoöstrogene in deiner Umgebung reduzieren, denn so lässt sich eine Östrogendominanz vermeiden bzw. lindern. Tipps dazu findest du ab S. 98 in Kapitel 3 des Buches. Auch Stress ist ein wichtiger Faktor in Sachen PMS – denn er reduziert ebenfalls deine Progesteronproduktion und fördert Entzündungen im Körper. Wie du Stress am einfachsten reduzierst, erkläre ich ebenfalls in Kapitel 3.

Prämenstruelle dysphorische Störung (PMDS)

Neben dem klassischen PMS gibt es noch eine schlimmere Variante: PMDS, die prämenstruelle dysphorische Störung. Hierbei handelt es sich um eine ernste psychische Erkrankung mit gravierenden Symptomen, die alle ebenfalls ca. 10 Tage vor der Periode auftreten. Betroffene beschreiben das Ganze oft als eine Art »kleine Depression«, die einmal im Monat erscheint, aber danach wieder verschwindet. Typische Symptome sind Traurigkeit, Hoffnungslosigkeit, Angstzustände, emotionale Erschöpfung, ein Gefühl der Wertlosigkeit oder extreme Aggressionen. Einige Frauen berichten sogar von Suizidgedanken.

Wodurch entsteht PMDS?

Während für PMS noch keine klare Ursache ermittelt werden konnte, ist man bei PMDS schon einen Schritt weiter. Man weiß mittlerweile, dass PMDS durch eine genetisch bedingte Überempfindlichkeit auf Sexualhormone entsteht.

Was kannst du tun?

Zwar können Betroffene mit einer zyklischen Ernährung und der Vermeidung von Hormonstörern und Stress sowie durch Entspannungstherapie und ausreichend Bewegung ihre Beschwerden zumindest teilweise lindern. Trotzdem sollten sich Frauen, die unter PMDS leiden, unbedingt ärztliche bzw. psychologische Hilfe einholen. Denn auch wenn PMDS in der Regel nicht durchgehend vorhanden ist wie eine Depression, so ist die Belastung im Alltag doch eine sehr ähnliche – ohne professionelle Unterstützung ist das kaum zu meistern.

Schmerzhafte Periode

Neben PMS gibt es noch ein weiteres hormonelles Problem, das ähnlich weitverbreitet ist: sehr starke Regelbeschwerden. Viele Frauen leiden an starken Menstruationsschmerzen, die man auch als Dysmenorrhö bezeichnet. Betroffene kommen nur mit Schmerzmitteln durch den Tag. Trotzdem werden ihre Beschwerden von der Gesellschaft relativiert: Schmerzen gehören eben zur Periode dazu, heißt es oft. Ich sage dagegen: Schmerzen sind immer ein Anzeichen für ein Problem – seien es nun Rückenschmerzen, Kopfschmerzen oder eben Regelschmerzen. Also sollten wir die Ursache beheben. Die Konditionierung, dass das Frausein von Krankheit, Schmerz und Leid begleitet wird, müssen wir endlich ein für alle Mal aus unseren Köpfen verbannen und uns stattdessen auf die Lösung der Probleme fokussieren. Zu den Schmerzen im Beckenbereich gesellen sich bei einer Dysmenorrhö oft weitere Beschwerden dazu: Übelkeit, Erbrechen, Durchfall, Schmerzen in den Beinen oder im Rücken sowie Ermüdung, Erschöpfung und Schweißausbrüche. Die Beschwerden treten in unterschiedlicher Formation auf und ihre Dauer variiert. Manche Menstruierende leiden nur ein paar Stunden daran, andere tagelang.

Wodurch entstehen Regelschmerzen?

Die Ursachen für Dysmenorrhö können sehr unterschiedlich sein: Nährstoffmängel, Histamin-Intoleranz, hormonelles Ungleichgewicht, aber auch hohe Prostaglandinwerte. Prostaglandine sind Gewebshormone, die unter anderem dafür sorgen, dass sich die Gebärmuttermuskulatur zusammenzieht und so die Schleimhaut abgestoßen wird. Höhere Prostaglandinwerte können also zu einer stärkeren Kontraktion der Muskeln in deiner Gebärmutter führen, was Krämpfe verschlimmert.

Sind deine Schmerzen so stark, dass kein Schmerzmittel hilft und du dich an diesen Tagen kaum lebensfähig fühlst, kann sich auch eine Erkrankung wie Endometriose oder Adenomyose dahinter verbergen. Übrigens kann auch ein Verhütungsmittel eine schmerzhafte Periode begünstigen: die Kupferspirale. Gerade in den ersten Zyklen nach dem Einsetzen kommt es bei vielen Frauen zu starken Periodenschmerzen. In den meisten Fällen verbessert sich das Problem aber mit der Zeit.

Was kannst du tun?

Mit der richtigen Ernährung kannst du sehr viel machen, um starken Periodenschmerzen entgegenzuwirken. Als besonders hilfreich haben sich hier Magnesium, Zink und Omega-3-Fettsäuren erwiesen. Diese lassen sich zwar gut über die Ernährung aufnehmen, bei starken Schmerzen kann aber eine zusätzliche Supplementierung hilfreich sein. Vermeide außerdem während deiner Periode unbedingt Hormonstörer-Lebensmittel, da diese Entzündungen und auch Schmerzen verursachen können. Mehr zu diesem Thema erfährst du in Kapitel 2 ab S. 75. Zusätzliche Massagen mit entkrampfenden Ölen, Heilkräutertees sowie CBD-Öl (Cannabidiol) können zu einer Entspannung und Verbesserung deiner Schmerzen beitragen. Welche Kräuter hier besonders geeignet sind, kannst du ab S. 93 lesen. Vermutest du eine Erkrankung wie Endometriose hinter deinen Schmerzen, kann der Besuch in einem Endometriose-Zentrum sinnvoll sein. Was auf jeden Fall eine Unterstützung bei dieser Erkrankung bietet, ist die richtige Ernährung. Damit kannst du Entzündungen reduzieren und die Hormonbalance fördern – beides zwei wichtige Faktoren bei der Endometriose. Eine zyklische Ernährung, insbesondere aber ein Verzicht auf die Hormonstörer sowie eine Reduktion des Stoffes Histamin können in einigen Fällen zumindest die Beschwerden lindern. Auch gezielte Yogaübungen haben sich bei einigen Betroffenen als hilfreich erwiesen.

Starke Blutungen

Ist deine Periode so stark, dass du deine Tampons, Binden oder Menstruationsunterwäsche öfter als alle zwei Stunden wechseln musst? Blutest du so viel, dass deine Menstruationstasse bei einem Fassungsvermögen von 30 Milliliter öfter als zweimal am Tag voll ist? Brauchst du mehrere Periodenprodukte gleichzeitig, um deine starke Blutung unter Kontrolle zu bekommen? Hast du einen Eisenmangel, weil du mehr als 80 Milliliter Blut pro Zyklus verlierst? Dann ist deine Periode eindeutig zu stark. Der Fachbegriff hierfür lautet Menorrhagie.

Wodurch entstehen starke Blutungen?

Der Auslöser für dieses Problem ist in den meisten Fällen eine Östrogendominanz – also ein zu hoher Östrogenspiegel im Vergleich zu deinem Progesteronspiegel. Das kann durch die falsche Ernährung sowie verschiedene Lebensstilfaktoren passieren, aber beispielsweise auch durch eine Schilddrüsenunterfunktion. Denn die kann dazu führen, dass dein Körper nicht genügend Progesteron produziert. Ähnlich wie bei der Dysmenorrhö können sich dahinter zudem Erkrankungen wie Endometriose, Adenomyose, Myome, Gebärmutterpolypen oder das Von-Willebrand-Jürgens-Syndrom verbergen. Die Kupferspirale ebenso wie die Dreimonatsspritze und das Verhütungsstäbchen können ebenfalls starke Blutungen auslösen.

Was kannst du tun?

Versuche, erst die Ursache zu finden. Steckt dahinter eine Erkrankung, die ärztlich behandelt werden muss? Oder ist der Grund eher eine Östrogendominanz? Ist Zweiteres bei dir der Fall, kannst du mit der Ernährung sowie deinem Lebensstil viel erreichen, um dem Problem entgegenzuwirken. Arbeite mit Zyklusfood, vermeide Hormonstörer (s. Kapitel 2) und reduziere Xenoöstrogene (s. Kapitel 3).

Unregelmäßige oder ausbleibende Blutungen

Auf der anderen Seite gibt es jedoch auch Frauen, bei denen sich die Periode nur sehr selten oder gar nicht mehr blicken lässt. Selbst wenn die ein oder andere das vielleicht sogar erst einmal als angenehm empfindet, ist es doch ein Signal dafür, dass im weiblichen Körper etwas nicht rundläuft. Denn eine seltene bzw. unregelmäßige Periode bedeutet, dass du nur selten einen Eisprung hast. Bleibt deine Periode ganz aus, kommt es überhaupt nicht zum Eisprung – schließlich gibt es den gesamten Zyklus überhaupt nur aufgrund deines Eisprungs. Oft macht die unregelmäßige Periode den Anfang und entwickelt sich schließlich zur komplett ausbleibenden Blutung: So bleibt die Periode am Anfang vielleicht nur gelegentlich aus, dann immer häufiger, bis sie schließlich komplett verschwindet.

Wodurch entstehen unregelmäßige oder ausbleibende Blutungen?

Die Ursachen für eine unregelmäßige sowie eine komplett ausbleibende Periode sind sehr deckungsgleich: extremer psychischer oder auch körperlicher Stress, exzessiver Sport, Nährstoffmangel, Mangelernährung bzw. Essstörungen, Fehlfunktionen der Schilddrüse, polyzystisches Ovarialsyndrom (PCOS), Medikamente sowie die Einnahme bzw. das Absetzen hormoneller Verhütungsmittel wie der Pille oder der Hormonspirale.

Was kannst du tun?

Wichtig ist, dass du die Ursache für die Probleme deiner unregelmäßigen Blutungen erkennst: Steckt PCOS dahinter? Ist dein Körper aufgrund einer krassen Diät oder einer Essstörung einfach nicht ausreichend mit Nährstoffen versorgt? Treibst du zu exzessiv Sport oder leidest du chronisch unter massivem Stress? Der Grund, welcher sich hinter deinen Beschwerden verbirgt, wird zu deinem Ansatzpunkt für die Heilung einer unregelmäßigen Blutung.

Bei PCOS ist ein stabiler Insulinspiegel sowie eine Reduzierung von Entzündungen im Körper wichtig. Liegt ein manifester Nährstoffmangel vor, solltest du dich nährstoffreicher ernähren und in Rücksprache mit deiner Ärztin oder deinem Arzt supplementieren. Und bei extremen Work-outs darfst du gern mal einen Gang herunterschalten. Ist dein Problem mit der Blutung erst nach dem Absetzen der Pille aufgetreten, solltest du deine Entgiftungsorgane sanieren.

Schmier- bzw. Zwischenblutungen

Schmier- oder Zwischenblutungen sind ziemlich nervig. Sie kommen oft unvorhergesehen, können zu ganz verschiedenen Zeitpunkten im Zyklus auftreten und unterschiedlich lang dauern.

Wodurch entstehen Zwischenblutungen?

Wenn direkt vor oder während deines Eisprungs eine Zwischenblutung auftritt, kann das ein Zeichen dafür sein, dass der Eisprung erfolgreich war. Hierbei handelt es sich um eine sogenannte Ovulationsblutung, die aussieht wie fruchtbarer Zervixschleim mit etwas rotem, braunem oder rosa Blut darin. Dies kann womöglich auch ein erstes Signal für einen leichten Östrogenmangel sein, deswegen solltest du im Auge behalten, ob sich weitere Symptome dazugesellen. Zwischenblutungen, die zu anderen Zeitpunkten im Laufe deines Zyklus auftreten, sind ein klares Signal dafür, dass etwas in deinem Körper nicht passt.

Mögliche Ursachen für Zwischenblutungen sind: ein zu niedriger Progesteronspiegel (oft infolge von Stress und schlechter Ernährung), Schilddrüsenunterfunktion, hormonelle Verhütungsmittel (v. a. die Mini-Pille, die Dreimonatsspritze und das Verhütungsstäbchen), gynäkologische Erkrankungen wie Myome, Endometriose, Adenomyose, Pilzinfektionen, bakterielle Infektionen oder sexuell übertragbare Krankheiten sowie im schlimmsten Fall eine Krebserkrankung der Gebärmutterschleimhaut.

Was kannst du tun?

Du siehst: Zwischenblutungen sind nichts, was man einfach ignorieren sollte – vor allem, wenn sie über einen längeren Zeitraum immer wieder auftreten. Bitte deshalb deine Ärztin oder deinen Arzt darum, die möglichen Ursachen für dich zu überprüfen, damit du dann dagegen vorgehen kannst.

Die beschriebenen Hormonprobleme zeigen dir also sehr genau, dass in deinem Zyklus etwas aus der Balance geraten ist. Lerne, deinem Körper zuzuhören und auf seine Signale zu achten.

ANTIBABYPILLE: KEIN ALLESKÖNNER

Wenn Frauen, die mit einem der besprochenen Hormonprobleme konfrontiert sind, ärztliche Hilfe zurate ziehen wollen, erleben sie oft Folgendes: Sie schildern ihre Symptome, woraufhin ihnen umgehend die Antibabypille verschrieben wird. Das Ergebnis? Ein Zustand, der behandelt werden könnte, bleibt bestehen und wird durch die Gabe von künstlichen Hormonen schlichtweg nur verschleiert. Das ist ungefähr so, als hättest du ein Staubkörnchen in deinem Auge – und statt den Fremdkörper zu entfernen, sodass sich dein Auge wieder erholen kann, rät man dir, einfach eine Augenklappe aufzusetzen, damit niemand mehr die Rötung sehen kann.

Statt nach der Wurzel des hormonellen Übels zu suchen, vermitteln einige Gynäkologen das Gefühl, dass die Pille die einzige »Lösung« für alle noch so unterschiedlichen Beschwerden sei. Über Risiken und Nebenwirkungen werden die Patientinnen selten in vollem Umfang informiert.

Deswegen lautet meine Devise: Bevor ich ein Medikament einnehme, will ich wissen, was die Ursache des Symptoms ist. Wenn ich die nicht behebe, kann das Symptom schließlich immer wieder kommen.

Wie genau wirkt die Pille eigentlich?

Wenn es um die Wirkung der Pille bzw. hormoneller Verhütung im Generellen geht, hört man oft, dass sie unseren Körper glauben lasse, er sei schwanger. Doch tatsächlich lässt sich unser Körper nicht so einfach hinters Licht führen. Wenn wir schwanger sind, ergeben sich in unserem Körper komplexe Veränderungen, die uns in eine herrliche Hormonwolke einhüllen. Und diese natürliche Hormonwolke unterscheidet sich völlig von dem hormonellen Nebel, den die Pille und andere hormonelle Verhütungsmethoden verursachen.

Es gibt grundsätzlich mehrere Arten hormoneller Verhütung: Kombinationspräparate (sogenannte Mikropillen), reine Gestagen-Pillen (sogenannte Mini-Pillen), Verhütungsstäbchen, Dreimonatsspritzen, den Nuva-Ring sowie die Hormonspirale. Sehen wir uns einmal die Wirkweise der beliebtesten Methode – der klassischen Antibabypille – etwas genauer an. Derartige Pillen verabreichen unserem Körper durchgehend einen Östrogenersatzstoff namens Ethinylestradiol sowie verschiedene Progesteronersatzstoffe, die auch als Progestin bezeichnet werden. Diese Pillenhormone sind keine natürlichen Hormone, sondern synthetische Stoffe, die unseren echten Hormonen in ihrer chemischen Struktur ähneln.

Sobald du die Pille schluckst und die künstlichen Hormone im Blut landen, wirkt sich das auf dein Gehirn aus. Es hält das künstliche Progestin für natürliches Progesteron und denkt, dass der Eisprung bereits stattgefunden hat. Also sorgt es dafür, dass deine Hypophyse kein FSH ausschüttet, weshalb deine Follikel nicht mehr zum Wachstum angeregt werden. Die Pille drückt den Pausenknopf und schickt die Eierstöcke in eine Art Dornröschenschlaf. Natürlich produzieren sie auch kein natürliches Östrogen mehr. Die Folge? Der Eisprung bleibt aus. Kein Zervixschleim entsteht und keine Gebärmutterschleimhaut wird aufgebaut. Selbst die »Periode«, die du mit der Pille hast, ist keine echte Periode, sondern schlicht und ergreifend eine sogenannte Entzugsblutung. Sie wird dadurch ausgelöst, dass dein Körper in dieser Pillenpause plötzlich keine künstlichen Hormone mehr bekommt. Die Pille knipst den natürlichen Zyklus aus. Du steckst so gesehen den gesamten Monat in einer Art künstlicher Lutealphase fest.

Das Post-Pill-Syndrom

Durch den künstlichen Zyklus können die Hormonprobleme, die du während deines natürlichen Zyklus hattest, kurzzeitig verschwinden. Doch die Ursachen bleiben und brodeln im Verborgenen vor sich hin. Spätestens wenn du die Pille absetzt, kommt das böse Erwachen: das

Post-Pill-Syndrom. Der Auslöser hierfür ist der plötzliche Entzug aller synthetischen Hormone der Pille. Die Pille hat oft über lange Zeit die Kommunikation zwischen deinem Gehirn und deinen Eierstöcken unterbrochen. Nach dem Absetzen hat der Körper erst mal Probleme, diese Kommunikation wieder neu zu starten.

Dazu kommt die Belastung, der deine Entgiftungsorgane während der Pilleneinnahme ausgesetzt waren. Denn dein Körper sieht die Pillenhormone als Giftstoffe an, die ausgeschieden werden müssen – ein gigantischer Aufwand für Leber und Darm. Aufgrund der großen Menge können angestaute Giftstoffe und synthetische Hormone in einigen Fällen nicht so schnell wie eigentlich möglich ausgeschieden werden und lagern sich im Körper ein. Das führt zu vielerlei Problemen. Zuletzt kann die Einnahme der Pille bei einigen Frauen zu einem Nährstoffmangel (z. B. bei B-Vitaminen, Vitamin C und E, Magnesium, Kupfer, Selen, Zink) führen. Das gilt besonders, wenn du die Pille über einen längeren Zeitraum eingenommen hast.

So bringt das Post-Pill-Syndrom eine bunte Mischung mit sich: Sowohl Beschwerden, die du mit der Pille unterdrückt hast und die nun mit voller Wucht zurückkehren, als auch neue Probleme sind mit von der Partie. Die häufigsten Symptome sind eine ausbleibende oder schmerzhafte Periode, Probleme mit dem Schwangerwerden, Schilddrüsenunterfunktion, Nebennierenermüdung, Post-Pill-PCOS, Migräne, Depressionen, Reizbarkeit, Verdauungsbeschwerden, Akne, Haarausfall, Libidoverlust oder Gewichtsprobleme.

Die meisten der Symptome treten innerhalb der ersten drei bis sechs Monate nach dem Absetzen der Pille auf – und wenn du nichts dagegen unternimmst, können sie dich lange begleiten. Wie schlimm die Auswirkungen des Post-Pill-Syndroms sind, ist von Frau zu Frau unterschiedlich und hängt von mehreren Faktoren ab. Diese sind:

Alter

Der Zeitpunkt der ersten Pilleneinnahme liegt leider oft inmitten der Pubertät. Das ist problematisch, denn eigentlich dauert es ein paar Jährchen, bis sich bei Teenagern das komplexe hormonelle System mit allen beteiligten Organen richtig eingespielt hat und der Zyklus reibungslos abläuft. Greifst du mit der Pille zu früh in diese Entwicklung ein, kann dein Körper nicht mehr lernen, wie er eigentlich richtig funktioniert. Daher besser erst später beginnen, wenn die Pubertät abgeschlossen ist und der Zyklus sich eingespielt hat.

Gesundheitszustand vor der Pille

Ein weiterer Faktor ist der gesundheitliche Zustand, den man vor der ersten Pilleneinnahme hatte. Nimmt man sie ein, um Symptome loszuwerden, behebt man die Probleme nicht, sondern unterdrückt sie nur. So können sie später schlimmer denn je zurückkehren.

Einnahmedauer

Auch die Dauer der Pilleneinnahme hat Einfluss darauf, wie schwerwiegend die Folgen nach dem Absetzen sein werden. Denn je länger der Körper von den künstlichen Pillenhormonen beeinflusst wurde, desto schwerer wird es für ihn, das endokrine System aus eigener Kraft wieder zum Laufen zu bringen.

Lebensstil während der Pille

Unterschätze nicht den Lebensstil während der Pilleneinnahme. Denn durch die Pille werden die Organe stark beeinträchtigt und in ihrer Arbeit gestört. Kommen ungünstige Faktoren wie Rauchen, Alkohol, Bewegungsmangel und ungesunde Ernährung dazu, leiden die Organe noch stärker. Sie arbeiten nur noch im Notfallbetrieb, mehr Giftstoffe können sich so in deinem Körper einlagern.

Gene

Last but not least spielen deine Gene eine entscheidende Rolle. Sie können mit beeinflussen, für welche Probleme die Basis in deinem Körper gelegt sein kann – und für welche nicht.

Naturgemäß suchen viele Frauen, die unter dem Post-Pill-Syndrom leiden, gynäkologische Hilfe. Und hier entsteht in vielen Fällen ein Teufelskreis: Denn statt wenigstens jetzt die entstandenen hormonellen Dysbalancen zu beheben, wird den Frauen oft erneut nur eine Lösung gegen ihre Beschwerden angeboten: die Antibabypille.

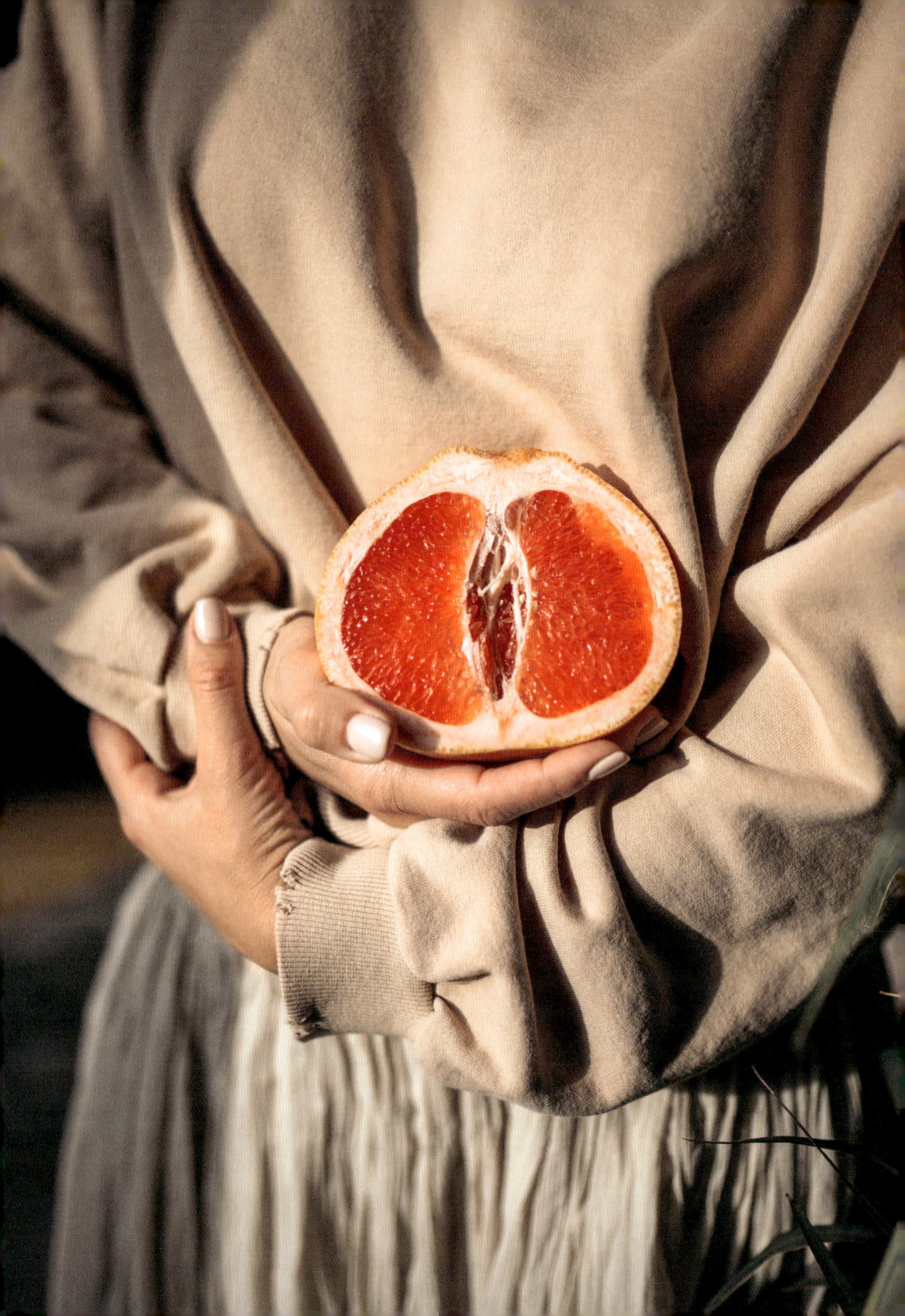

LEGEN WIR LOS: DEIN ZYKLUS-FOOD

DAS PRINZIP DER 4 JAHRESZEITEN

Was wäre aber, wenn es für dich noch eine andere Methode gäbe, um deine Hormone wieder in Balance zu bringen? Wenn du keine Pille oder künstlichen Hormone in anderer Form nehmen müsstest und trotzdem einen regelmäßigen Zyklus ohne PMS oder sonstige hormonelle Beschwerden haben könntest? Lass mich dir sagen: All das ist möglich.

Der Schlüssel hierfür liegt in unserer Ernährung. In dem Satz »Du bist, was du isst!« steckt nämlich so viel mehr Wahrheit, als die meisten von uns überhaupt auch nur ahnen: Mit jedem Atemzug, den du machst, sterben Millionen von Zellen in deinem Körper ab. Das ist aber kein Problem, denn dank der vielen unterschiedlichen Nährstoffe, die du mit deinen Mahlzeiten aufnimmst, entstehen gleichzeitig unzählige Millionen neuer Körperzellen. Deine Nahrung wird in ihre Bestandteile zerlegt und steht dir danach entweder als Energie oder als Baumaterial zur Verfügung. Auch deine Hormonproduktion ist in einiger Hinsicht von deiner Ernährung abhängig.

So formt all das, was heute auf deinem Teller liegt, deinen Körper von morgen. Du siehst: Deine Ernährung hat den größtmöglichen Einfluss auf deine gesamte körperliche Gesundheit. Wenn du das richtige Zyklusfood auswählst, hilfst du auf natürliche Weise deinen Hormonen, wieder ins Gleichgewicht zu kommen. Denn so wie dein Körper sich von Zyklusphase zu Zyklusphase verändert, sollte sich auch deine Ernährung entsprechend verändern. Je nachdem, was gerade in deinem Uterus passiert, hast du unterschiedliche Nährstoffbedürfnisse. Passt du die Auswahl deiner Lebensmittel daran an, kannst du deine Zyklusphasen hormonell stabilisieren.

Durch Zyklusfood hast du beispielsweise weniger Heißhunger – denn nur ein schlecht versorgter Körper schreit nach Snacks. Dein Schlaf wird besser, deine Energie steigt und dein Stress nimmt ab.

Dir fällt es leichter, dein Wohlfühlgewicht zu erreichen und auch zu halten. Deine mentale Gesundheit verbessert sich, deine Konzentrationsfähigkeit nimmt zu und deine Laune steigt und bleibt stabil.

Daher lass uns aufhören, so zu tun, als wären wir unseren Hormonen machtlos ausgeliefert. Nehmen wir stattdessen das Ganze endlich selbst in die Hand. Mit jeder kleinen Essensentscheidung, die du in deinem Alltag triffst, bestimmst du deinen Körper der Zukunft. Versuche es einfach mal – du wirst schnell merken, was Zyklusfood für deine Hormongesundheit alles leisten kann.

Gib Bio-Lebensmitteln den Vorzug

Betrachte deinen Körper als einen Tempel, in den nur das Beste gelangen soll. Bevorzuge Bio-Lebensmittel, die frei von Pflanzenschutzmitteln oder chemischen Düngern (u. a. Pesti-, Herbi- und Fungiziden) produziert wurden. Setze, wenn möglich, auf regionale Lebensmittel, da diese keine langen Transportwege hinter sich haben und so noch eine größere Fülle an Nährstoffen enthalten. Verzichte, wo es nur geht, auf hoch verarbeitetes Fast Food und Fertigprodukte und versuche stattdessen, mit vollwertigen Lebensmitteln frisch zu kochen.

Die Basis der zyklischen Ernährung sind unverarbeitete, möglichst pflanzliche Lebensmittel, die ich Hormonhelfer nenne. Dazu gehören Gemüse, Obst und Trockenfrüchte, Hülsenfrüchte, Vollkorn- und Pseudogetreide, Nüsse, Kerne und Samen, gesunde Fette, Gewürze und Kräuter sowie Wasser und ungesüßte Kräutertees.

Mit diesen Lebensmitteln als Basis deines Zyklusfoods stellst du sicher, dass dein Körper mit allen wichtigen Makronährstoffen wie gesunden Fetten, komplexen Kohlenhydraten und hochwertigem Protein versorgt wird und auch essenzielle Mikronährstoffe – Vitamine, Mineralstoffe, Spurenelemente – sowie sekundäre Pflanzenstoffe nicht zu kurz kommen.

Eine ganzheitliche Ernährung betrachte ich als extrem wichtig für unsere Hormongesundheit, denn Diäten oder gar das Weglassen ganzer Nährstoffgruppen (wie zum Beispiel der Verzicht auf Kohlenhydrate oder Fette) wirkt sich negativ auf den weiblichen Zyklus aus. Mit einseitigen Diäten können auf lange Sicht Hormonprobleme ausgelöst werden. Darum steht Zyklusfood für eine gesunde und abwechslungsreiche Versorgung mit allen wichtigen Nährstoffen.

Lerne deine inneren Jahreszeiten kennen

Das Prinzip hinter der zyklischen Ernährung ist eigentlich ganz einfach: Je nach Zyklusphase solltest du bestimmte Gemüsesorten, Früchte, Körner, Hülsenfrüchte, Nüsse, Samen und andere Lebensmittel auswählen, die die hormonellen Veränderungen und Bedürfnisse der jeweiligen Phase am besten unterstützen.

So helfen dir manche Lebensmittel, Beschwerden wie eine langsame Verdauung oder Stimmungsschwankungen auszugleichen, während andere dich dabei unterstützen, überschüssiges Östrogen auszuscheiden oder mehr Progesteron zu produzieren. Du musst hierbei keine Kalorien zählen und dich nicht extrem einschränken. Dank der regelmäßigen Abwechslung der Lebensmittel isst du dich je nach Phase durch eine große Vielfalt, die alle Nährstoffbedürfnisse abdeckt.

Zyklusphasen gehen fließend ineinander über

Deine Zyklusphasen sind keine hermetisch abgegrenzten Zeitpunkte, die sich von heute auf morgen mit einem Schlag ändern. Vielmehr fließen sie ineinander über und beeinflussen sich gegenseitig. So darf sich auch Zyklusfood von Woche zu Woche fließend verändern und deinen intuitiven Bedürfnissen entsprechen. Wenn dir dein Körper also signalisiert, dass du noch mehr von einem bestimmten Zyklusfood brauchst, obwohl eine neue Phase gerade beginnt, solltest du immer zuerst auf deine körpereigenen Bedürfnisse hören.

Wie schaffst du es aber, immer das richtige Zyklusfood für die jeweilige Phase auszuwählen? Lass mich zunächst erklären, wie deine Ernährung und dein Zyklus zusammenhängen. So wie sich die Natur draußen im Laufe eines Jahres wandelt, verändert sich auch dein Körper im Laufe eines Zyklus. Darum spreche ich hier gerne von den Zyklusjahreszeiten. Jede Jahreszeit wirkt sich anders auf Körper, Geist und Seele aus. Deshalb solltest du auch auf jede dieser Phasen gezielt eingehen, um sie optimal für dich zu nutzen und deine jeweilige Zyklussuperkraft anzuschalten. Am Anfang erfordert das zwar ein wenig mehr Planung, aber du wirst sehen, wie du schon bald intuitiv nach den richtigen Lebensmitteln greifen wirst.

Die Zyklusjahreszeiten

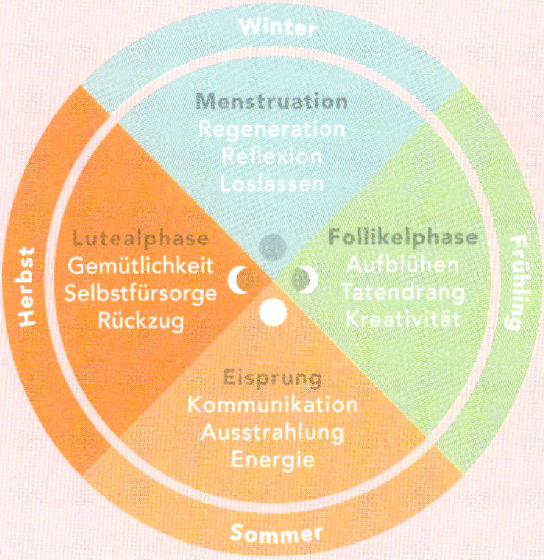

Menstruation: Der innere Winter

Im Winter kommt die gesamte Natur zum Stillstand. Ähnlich geht es unserem Körper während der Menstruation: Jetzt ist die Zeit für eine innere Einkehr, für Ruhe und Regeneration. Dein Körper durchläuft einen extrem anstrengenden Prozess, weil er deine alte Gebärmutterschleimhaut abstoßen muss. Es ist also vollkommen normal, wenn du dich jetzt müder als sonst fühlst und dir die Energie für Dinge fehlt, die dir sonst leichtfallen. Sei deshalb nicht zu hart zu dir, sondern mach es dir gemütlich und kuschle dich zu Hause ein, damit dein Körper genügend Kraft zum Regenerieren bekommt. Da deine Menstruation ein Prozess der Abstoßung ist, der Platz für Neues schaffen soll, solltest du die Phase für dich zum Loslassen nutzen. Trenne dich von dem, was dir nicht länger guttut, und schaffe Platz für Neues. Deine Tage sind der perfekte Zeitpunkt für eine emotionale Bestandsaufnahme: Reflektiere, was du wirklich möchtest und was dir jetzt besonders guttut. Dies kann auch dazu führen, dass du leichter weinen musst. Lass es raus und sei sanft zu dir.

Erhöhter Eisenbedarf muss gedeckt werden

Durch deine Regelblutung geht dir leider Eisen verloren. Allein aufgrund der Menstruation haben Frauen einen 50 Prozent höheren Eisenbedarf als Männer. Deswegen ist es jetzt besonders wichtig, dass du deine Eisenvorräte wieder auffüllst (z. B. durch Algen, Grünkohl, Buchweizen, Hirse oder Rote Bete), um so einem Mangel vorzubeugen. Verbessert wird deine Eisenaufnahme generell durch Vitamin C, daher solltest du am besten Vitamin-C-reiche Lebensmittel wie Zitrusfrüchte oder dunkle Beeren in deine Mahlzeiten einbauen.

Mit Zink, Magnesium und Fetten gegen Periodenschmerzen

In ungeschältem Sesam, Sonnenblumenkernen und Mohn stecken ebenfalls große Mengen Eisen, genauso wie Zink. Dieses Spurenelement kann dabei helfen, Krämpfe zu verringern, da es Prostaglandine und Entzündungen im Körper bremst. Bei einer Studie erwies sich Zink als ähnlich wirksam wie die Pille bei Periodenschmerzen.

Der Perioden-Schokohunger schlägt zu? Dann ist das ein Zeichen dafür, dass du einen erhöhten Magnesiumbedarf hast. Magnesium kann dabei helfen, deine Muskeln zu entspannen und Schmerzbotenstoffe abzubauen. Es steckt in ungesüßtem Rohkakao (als Kakao-Nibs oder in Pulverform), aber auch in Weizenkleie, Fenchel, Mangold und Spinat findest du viel Magnesium. Bei starken Regelbeschwerden hilft es oft, zusätzlich Magnesium zu supplementieren – am besten in Form des gut verträglichen Magnesiumglycinat.

Während der Periode solltest du möglichst auf eine entzündungshemmende Ernährung setzen, da durch Entzündungen deine Schmerzbotenstoffe freigesetzt werden und sich Krämpfe verstärken können. Wichtige Entzündungshemmer sind die Omega-3-Fettsäuren, die du in Algen und Algenöl, Hanfsamen und Hanföl, Chiasamen und Walnüssen findest. Aber auch die beiden Powerknollen Ingwer und Kurkuma wirken entzündungshemmend im Körper und können Schmerzen während der Periode reduzieren. Weitere gute Gewürze für deine Periode sind Anis, Nelken und Fenchel.

Selen und Vitamin D schützen vor Müdigkeit

Wer während der Menstruation aufgrund des niedrigen Hormonspiegels mit Müdigkeit, Erschöpfung oder Angst kämpft, sollte auch eine Portion Pilze in den Einkaufskorb packen. Denn Pilze enthalten Selen und Vitamin D. Beide Nährstoffe sind eine hervorragende Unterstützung, wenn du unter den genannten Beschwerden leidest.

Noch mehr Selen findest du in Paranüssen. Schon zwei Stück am Tag können deinen Bedarf an Selen decken, deshalb sei hier gerne zurückhaltend und knabbere nicht die ganze Paranusspackung auf einmal auf. Beim Vitamin D empfehle ich außerdem, in den Herbst- und Wintermonaten September bis April ein zusätzliches Supplement einzunehmen. Den genauen Bedarf kann dein Hausarzt ermitteln.

Protein liefert Baumaterial für neuen Zyklus

Besonders wichtig ist zudem eine gute Versorgung mit Eiweiß während deiner Menstruation, da dies zum einen dabei hilft, deine Energie und Laune während der Regelblutung zu stabilisieren. Zum anderen liefert es das Baumaterial für die Synthese neuer Hormone, die nach dieser Zyklusphase wieder ansteht. Gute Proteinquellen sind Hülsenfrüchte wie Kidneybohnen, schwarze Bohnen und Lupinen, aber auch Proteinerzeugnisse wie Tofu oder Tempeh.

Follikelphase: Der innere Frühling

Nach dem Winter kommt der Frühling – was für die Natur gilt, ist für den weiblichen Zyklus nicht anders. Im Frühling beginnt die Natur nach der Ruhezeit wieder zu erwachen und aufzublühen. So ergeht es dir auch nach deiner Menstruation: Die Hormonspiegel von FSH und Östrogen fangen in der Follikelphase an, wieder nach oben zu klettern. Deine Eierstöcke sind damit beschäftigt, das passende Ei auszuwählen und für die Befruchtung zu päppeln.

Dein steigender Östrogenspiegel verschafft dir einen Energieschub und frischen Schwung, um neue Ideen zu entwickeln oder Projekte anzugehen. Du fühlst dich jetzt besonders kreativ und experimentierfreudig und hast auch Lust, dies auszudrücken. Veränderungen fallen dir in dieser Phase am leichtesten.

Positive Aufbruchstimmung

Mit dem Anstieg des Östrogens wird auch die Aktivität deiner »Glückshormone« Serotonin und Dopamin angekurbelt. Deshalb nehmen jetzt deine gute Laune, dein Optimismus, deine Motivation sowie deine Unternehmungslust zu. Die kommunikativen Fähigkeiten werden ebenfalls durch das Östrogen gestärkt, was zur Folge hat, dass du nach deinem inneren Rückzug während der Menstruation nun wieder mehr Lust hast, Menschen zu treffen und auszugehen. Und Östrogen ist auch ein Schönmacher: Deine Haut wird durch das weibliche Sexualhormon praller, reiner und leuchtender, da es mehr Feuchtigkeit bindet.

Fühlst du dich in deinem hormonellen Frühling nicht nach Aufbruchsstimmung, kann das mehrere Gründe haben. Womöglich produziert dein Körper in dieser Phase nicht genügend Östrogen. Das kann mit einer falschen Ernährung, zu viel Sport oder dem Älterwerden zu tun haben. Gerade, wenn du dich in dieser Zyklusphase lethargisch statt energetisch fühlst oder einen unregelmäßigen Zyklus hast, kann das mit einem Östrogenmangel zusammenhängen. Um sicherzugehen, kannst du das durch einen Hormontest in einer hausärztlichen oder heilpraktischen Praxis überprüfen lassen. Aber auch ein Eisenmangel nach dem Blutverlust im hormonellen Winter kann dazu führen, dass du dich im Frühling alles andere als gut fühlst. In diesem Fall kann es hilfreich sein, Eisen nicht nur über die Ernährung aufzunehmen, sondern ebenfalls zu supplementieren.

Sprossen sind ideale Nährstoffbomben

Wenn du einen Kinderwunsch hast, ist die Follikelphase eine besonders wichtige Phase, da hier die Voraussetzungen für den Eisprung geschaffen werden. Das kannst du durch die richtige Ernährung gezielt unterstützen. Alle Lebensmittel, die in der Zeit auf deinem Teller landen, sollten besonders reich an Mikronährstoffen sein.

Eine wunderbare Möglichkeit, deinen Mahlzeiten eine Extradosis Nährstoffe zu verpassen, bieten Sprossen. Diese kleinen Kraftpakete sind vollgepackt mit Vitaminen, Mineralstoffen und sekundären Pflanzenstoffen. Ich ziehe sie mir selbst nach Bedarf daheim (s. S. 89) und streue sie über alles, was mir in die Finger kommt – auf Brote, über Salate und Bowls sowie in Suppen oder Eintöpfe. Du bekommst sie auch im gut sortieren Supermarkt oder Bio-Laden.

Phytoöstrogene für einen stabilen Östrogenanstieg

Um deinen Östrogenanstieg in dieser Phase zu unterstützen und zu stabilisieren, sind sogenannte Phytoöstrogene gut geeignet. Dies sind Pflanzenstoffe, die dem menschlichen Östrogen von ihrer Struktur ähneln und deshalb regulierend auf deinen Hormonhaushalt wirken. Sie können beides: einen Überschuss oder einen Mangel ausgleichen. Du findest sie zu einem großen Teil beispielsweise in Sojaprodukten, Leinsamen, Granatäpfeln, Salbei, Pflaumen oder Kirschen. Auch Grapefruits sind ideal für deine Follikelphase, da sie deinem Körper bei der Produktion von gesundem Zervixschleim unterstützen. Sie enthalten die sekundäre Pflanzenstoffe Furocumarine, die dafür sorgen, dass dein Östrogen langsamer ausgeschieden wird. So bleibt der Östrogenspiegel länger erhöht und es kann qualitativ hochwertigerer Zervixschleim gebildet werden.

Probiotika bereiten den Darm vor

Probiotische Lebensmittel, die voller darmgesunder Bakterien stecken, helfen deinem Darm dabei, sich auf den hormonellen Anstieg in der nächsten Phase vorzubereiten, damit die Entgiftung problemlos funktioniert und kein hormonelles Ungleichgewicht entsteht kann. Probiotika findest du in fermentiertem Gemüse wie Kimchi oder Sauerkraut.

Achte beim Kauf darauf, dass das Produkt nicht pasteurisiert (über 71° erhitzt) wurde – denn dadurch werden die guten Milchsäurebakterien abgetötet und die probiotische Wirkung geht verloren. Probiotika stecken auch in pflanzenbasierten Joghurts wie Kokosjoghurt oder Sojaprodukten wie Tempeh oder Miso. Letzteres ist eine fermentierte Paste, mit einem Aromaspektrum zwischen käsig (helles Miso) und stark würzig (dunkles Miso). Ich verwende Miso in der Follikelphase zum Beispiel in Salatdressings.

Ergänzen kannst du das Ganze durch Präbiotika, also Lebensmittel, von denen sich deine gesunden Darmbakterien ernähren. Dazu zählen beispielsweise Chicorée, Schwarzwurzeln oder Artischocken. Aber auch erkaltete bzw. resistente Stärke wie in Sushi-Reis oder Kartoffelsalat enthält reichlich Präbiotika. Und: Ananas enthält zwar weder Pro- noch Präbiotika, dennoch wird ihr eine besondere Rolle zuteil: Sie enthält das Enzym Bromelain, das den Darm unterstützt.

Gesunde Fette für gesunde Follikel

Ausgesprochen wichtig sind im hormonellen Frühling auch hochwertige Fettsäuren. Du hast richtig gehört: Von wegen »Fett macht fett« – Fette sind gesund und sehr hilfreich, denn sie liefern den Grundbaustein für deine Hormone. Du brauchst gesunde Fette in dieser Phase, um die Versorgung und Reifung deiner Follikel sicherzustellen. Setze hier auf Nüsse, Kerne und Samen, Oliven und Nussmuse.

Der Star unter den Fetten in der Follikelphase ist die Avocado. Forscher in Harvard haben herausgefunden, dass die Avocado ein besonderes Fettsäurenspektrum (viele einfach ungesättigte Fettsäuren) enthält, das dem Körper dabei hilft, gesunde Eizellen zu produzieren.

Eisprungphase: Der innere Sommer

Die Sonne geht auf! Im Sommer bekommt die Natur eine Extraportion Licht, die sie in voller Blüte stehen lässt. Und dir geht es genauso: Deine Ausstrahlung, deine Energie, dein Selbstbewusstsein und auch deine Libido befinden sich jetzt auf ihrem absoluten Höhepunkt! Kein Wunder, schließlich beginnt jetzt deine fruchtbare Phase, in der du schwanger werden kannst. Dein Körper gibt also alles, damit du auf andere möglichst anziehend wirkst, dich selbst extrovertiert, flirty und sexy fühlst und vor Lust nahezu platzt. Deine Genitalien werden stärker durchblutet und dein Zervixschleim verflüssigt sich – dadurch wird auch der Sex angenehmer und macht deutlich mehr Spaß.

Der Dank für all das gebührt den Hormonen Östrogen und Testosteron, die sich jetzt beide auf ihrem absoluten Zyklushoch befinden. Sie sorgen zudem dafür, dass du in der Phase am meisten Lust auf soziale Aktivitäten, aber auch richtig viel Power hast und weniger Schlaf brauchst. Zusätzlich erlebst du einen Höhenflug der Glückshormone, die dafür sorgen, dass du vor guter Laune nur so strahlst und damit jeden in deinen Bann ziehst.

Die sommerlichen Hochgefühle bleiben aus? Dann liegt das vermutlich daran, dass du keinen Eisprung hattest. Keine Sorge, das kann vorkommen und ist normal. Jede Frau hat ab und zu einen sogenannten anovulatorischen Zyklus – also einen Zyklus ohne Eisprung.

Nur wenn das regelmäßig passiert, solltest du herausfinden, welches hormonelle Problem die Ursache dafür ist. Erinnere dich daran, wie sensibel der Zyklus auf schlechte Ernährung, Stress oder Krankheiten reagiert. Dazu können übrigens auch Impfungen zählen. Wenn du zu wenig Nährstoffe im Körper zur Verfügung hast oder viel zu viel arbeitest, entscheidet dein Körper eigenständig, dass jetzt nicht der richtige Zeitpunkt für eine Schwangerschaft ist, und setzt deinen Eisprung aus – manchmal auch über mehrere Zyklen hinweg.

In diesem Fall ist es an dir, wieder eine gesunde Basis herzustellen, damit dein Körper sich erholen kann und erneut einen Eisprung zulässt. Mit einem Ovulationsstreifen oder der Messung der Basaltemperatur (s. S. 31) findest du heraus, ob in deinem Körper ein Eisprung stattgefunden hat oder nicht.

Halte das Östrogen mit Kohlsorten im Zaum

Wenn das Östrogen allerdings etwas über das Ziel hinausschießt, kann es sein, dass du Symptome einer Östrogendominanz erlebst. Oft äußert sich das etwa durch eine unreiner werdende Haut. Dem kannst du durch deine Ernährung wunderbar entgegenwirken, indem du sogenannte Kreuzblütler auf den Speiseplan setzt: Dazu gehören alle

Kohlarten wie Brokkoli, Rosenkohl oder Wirsing, aber auch Kresse, Kohlrabi und Radieschen. Sie enthalten den sekundären Pflanzenstoff DIM (Diindolylmethan), ein Senfölglykosid, das zum einen die Entgiftung überschüssiger Östrogene durch die Leber verbessert und gleichzeitig die Umwandlung von Testosteron in Östrogen hemmt.

Stoffwechsel wird langsamer

Von der Follikelphase bis zur Eisprungphase wird der Stoffwechsel immer langsamer und ist zum Höhepunkt der Eisprungphase besonders träge. Darum brauchst du in dieser Phase nicht so viele Kalorien wie sonst und ich empfehle dir, insbesondere auf Rohkost wie Salate, Bowls oder Smoothies zu setzen. Vor allem Gemüsesorten wie Tomaten, Spargel oder Gurken, aber auch Papayas in roher Form sind super, da sie nicht nur kalorienarm, sondern auch reich an Glutathion sind. Das ist ein Antioxidans, das ebenfalls deiner Leber dabei hilft, das überschüssige Östrogen besser auszuscheiden.

Weitere Antioxidantien, die einen gesunden Eisprung unterstützen und den Körper vor Entzündungen schützen, findest du beispielsweise in Beeren wie der Açaíbeere, Blaubeeren oder Erdbeeren. Auch Pistazien enthalten viele Antioxidantien.

Bevorzuge leichte Getreidesorten

Bei den Kohlenhydraten kannst du in dieser Phase einen Gang runterschalten. Da du jetzt von Natur aus viel Energie und gute Laune hast, brauchst du nicht so viele Kohlenhydrate. Wähle am besten leichtere Getreidesorten wie Quinoa, Amarant oder Polenta (Maisgrieß) oder Produkte aus Hülsenfrüchten wie Linsen-Nudeln oder Linsen-Reis.

Du hast Lust auf einen Cocktail, ein gutes Glas Wein oder einen duftenden Kaffee? Ich nenne diese Getränke zwar »Hormonstörer«, da sie auf Dauer unsere Hormonbalance stark durcheinanderbringen können, aber die meisten von uns wollen nicht komplett auf diese Genussmittel verzichten. Darum empfehle ich, Koffein und Wein wenn, dann möglichst jetzt in der Eisprungphase zu trinken. Denn in dieser Phase ist der Spiegel des Stresshormons Cortisol am niedrigsten, sodass wir die stimulierenden Getränke vertragen können.

Lutealphase: Der innere Herbst

Wenn der Sommer zu Ende geht und der Herbst sich breitmacht, hat das für viele von uns etwas Wehmütiges. Wir sagen den hellen Tagen auf Wiedersehen und bereiten uns auf die dunklere Jahreszeit vor.

Den Herbst kann man in zwei Phasen unterteilen: Der goldene Herbst im September und Oktober schenkt uns nach dem Hoch des Sommers noch einmal viel Freude mit seiner Farbenpracht und einer reichen Ernte. Danach wird es düsterer: Im Spätherbst erleben wir graue, oft regenreiche Tage. Das führt bei vielen zu einer ruhigeren, melancholischeren Stimmung. In der ersten Hälfte des Herbstes sind wir noch sehr unternehmungslustig, doch ab der zweiten Hälfte haben viele Menschen eher weniger Energie, sind müder und igeln sich dann am liebsten daheim ein.

Dich wird es sicher nicht wundern, dass die beiden Herbstphasen aus der Natur sehr gut den inneren Herbst deines Zyklus beschreiben. Deine Lutealphase ist normalerweise die längste aller Zyklusphasen. Im ersten Teil hast du noch eine gute Menge an Energie und deine Laune ist meist stabil. Das liegt daran, dass in dieser Zeit die Level von Östrogen und Progesteron leicht steigen. Der zweite Teil wird aber für viele Frauen anstrengender: Sinkende Hormonspiegel machen uns das Leben manchmal schwer, sodass wir müder, schlechter gelaunt und gereizter sein können. Kommt das PMS dazu, gesellt sich eine Vielzahl unangenehmer physischer und körperlicher Symptome hinzu.

Mit Cashews gegen schlechte Laune

Durch den Abfall des Östrogens sinkt auch unser »Glückshormon« Serotonin – das spüren viele Frauen im zweiten Teil der Lutealphase besonders: Sie sind plötzlich scheinbar grundlos extrem weinerlich, oft schlecht gelaunt und haben teilweise sogar depressive Verstimmungen. Dem Serotoninabfall kann man durch die Ernährung zum Glück entgegenwirken: Indem du mehr tryptophanreiche Lebensmittel wie Cashewnüsse oder Mungbohnen isst, stellst du deinem Körper die wichtigste Bausubstanz für deine Serotoninproduktion zur Verfügung. Auch gesunde Kohlenhydrate können hier helfen. Du findest sie in Vollkorngetreide sowie fast allen Gemüsesorten.

Erhöhter Stoffwechsel macht Hunger

In der Lutealphase übernimmt Progesteron das Zepter des herrschenden Hormons und kurbelt deinen Stoffwechsel und deinen Appetit an. Deswegen verbrennst du in dieser Zeit bis zu 280 Kalorien mehr am Tag. Wenn du diesem erhöhten Bedarf nicht nachkommst, rächt sich der Körper mit Heißhungerattacken, die dich so lange quälen, bis du dem Körper schließlich gibst, was er haben will: ausreichend komplexe Kohlenhydrate!

Das heißt aber nicht, dass du jetzt massenhaft Zucker und Weißmehlprodukte schlemmen solltest – das kann das PMS nur noch weiter verschlechtern, da diese Produkte mit schnell verfügbaren Kohlenhydraten deinen Blutzuckerspiegel ziemlich ins Wanken bringen. Du brauchst vielmehr gute, das heißt, »langsame« Kohlenhydrate in Form von Vollkorngetreide und stärkereichem Gemüse: Kartoffeln, Süßkartoffeln, Kürbis oder Möhren sind ideal.

Diese solltest du bei jeder Mahlzeit mit einer Portion Protein kombinieren. So bleibt dein Blutzuckerspiegel stabil – die Grundvoraussetzung für deine Hormonbalance in dieser Zyklusphase. Dadurch bleibst du auch länger satt und wirkst dem Heißhunger entgegen. Aus diesem Grund solltest du in der Lutealphase möglichst komplett auf Industriezucker verzichten: Gezuckerte Süßigkeiten, Backwaren oder Fertiggerichte lassen deinen Blutzuckerspiegel nämlich Achterbahn fahren, was schnell einige PMS-Symptome auf den Plan rufen kann.

Träge Verdauung führt zu Verstopfung

Durch den Anstieg von Progesteron passiert aber noch etwas im Stoffwechsel: Deine Verdauung wird träger, weil der Körper sie zugunsten einer verbesserten Nährstoffaufnahme verlangsamt. Denn sollte sich eine befruchtete Eizelle in deiner Gebärmutterschleimhaut eingenistet haben, gibt dein Körper jetzt alles, um diese ideal zu versorgen.

Das kann dazu führen, dass du in der Lutealphase vermehrt an Verstopfungen oder Blähungen leidest. Hier kannst du sanft für Abhilfe sorgen: So regen ballaststoffreiche Obstsorten wie Äpfel, Birnen, Jackfrucht oder auch Trockenobst deine müde Verdauung an. Fenchelsamen, ganzer Kümmel und Anis wirken als Tee entblähend auf deinen Magen-Darm-Trakt, während dir Brennnessel, Pfefferminze und Löwenzahnwurzel in Teeform dabei helfen, unerwünschte Wassereinlagerungen wieder loszuwerden.

Progesteronproduktion mit Vitamin C ankurbeln

Hast du während deiner Lutealphase viel Stress, kann es zum Pregnenolondiebstahl kommen: Dein Körper entscheidet sich, aus dem Hormon Pregnenolon das Stresshormon Cortisol herzustellen, statt es zur Progesteronproduktion zu verwenden. Die Folge? Dein Verhältnis von Östrogen und Progesteron passt nicht mehr und es kann zu PMS-Symptomen kommen.

Doch was tun? Achte darauf, bei Stress während deiner Lutealphase besonders viel Vitamin C zu dir zu nehmen. Denn das benötigt deine Nebennierenrinde, um überhaupt genug Progesteron herstellen zu können. Nutze Vitamin-C-reiche Obstsorten wie Orangen, Mandarinen oder Clementinen und booste dein Vitamin C mit Superfoods wie Acerola-Kirschen, Sanddorn oder Paprika.

Vitamin C tut auch deinem Immunsystem gut, das in der Lutealphase von Natur aus unterdrückt wird, damit es eine befruchtete Eizelle nicht als Fremdkörper angreift. Das kann dazu führen, dass du in dieser Zyklusphase besonders leicht eine Erkältung oder einen Infekt aufschnappst. Dem kannst du mit vitaminreicher Ernährung gut entgegenwirken.

Vitamin B6 – das Anti-PMS-Vitamin

Besonders wichtig ist jetzt auch eine gute Versorgung mit B-Vitaminen – denn diese Vitamingruppe wird ebenfalls für die Produktion von Progesteron benötigt. Vor allem Vitamin B6 (auch Pyridoxin genannt) tut dir jetzt gut, da es wie eine Art Anti-PMS-Vitamin fungiert. Der Körper braucht es für die Herstellung von Serotonin und zur Regulierung der Hormontätigkeit. Nach Ergebnissen einiger Studien scheint Vitamin B6 die physischen und psychischen Symptome des PMS in großem Maße zu lindern. Du findest dieses Vitamin in nennenswerten Mengen etwa in Vollkorngetreide, Hafer, Hefeflocken, Weizenkleie und Kichererbsen.

Koffein kann Beschwerden verschlimmern

Wovon du während deiner Lutealphase unbedingt Abstand nehmen solltest, ist Koffein. Es lässt deinen Cortisolspiegel – der in dieser Phase sowieso schon höher ist als in allen anderen Phasen – noch stärker nach oben schnellen. Die Folgen sind Gereiztheit, schlechte Laune und extreme Stimmungsschwankungen. Außerdem kann das Koffein deine Progesteronproduktion hemmen.

Also lass von Kaffee und teeinreichen Teesorten in dieser Zeit lieber die Finger. Gleiches gilt auch für Alkohol: Er stresst deinen Körper eher und fördert Entzündungen. Beides schadet deiner Hormonbalance und verschlimmert sowohl PMS-Symptome als auch Periodenschmerzen in deiner nächsten Zyklusphase.

Was dir dein Heißhunger verrät

Heißhungerattacken sind wie ein Monster, das plötzlich jeden Verstand und jegliche Logik durch eine allumfassende Gier ersetzt. Dieses Monster schlägt bei den meisten Frauen zehn bis 14 Tage vor ihrer Periode – also während der Lutealphase – zu. Ich kenne dieses Gefühl noch sehr gut von früher: Anfangs ist da eine extreme Lust auf Süßigkeiten, oft in Form von Schokolade. Doch kaum ist diese Gier befriedigt, braucht man unbedingt etwas Salziges: Chips, salzige Pommes oder Käsenudeln. Gibt man dem ebenfalls nach, kehrt bald darauf der Süßhunger zurück. Es fühlt sich an wie eine Art Achterbahnfahrt, die niemals zu enden scheint.

Allerdings bist du dem Ganzen nicht hilflos ausgeliefert und kannst dieser Achterbahnfahrt sehr wohl ein Ende setzen. Denn die Heißhungerattacken entstehen meist durch einen instabilen Blutzuckerspiegel oder ein Mikronährstoffdefizit. Anhand dessen, wonach der Körper giert, können wir oft schon erkennen, was das Problem ist. Man muss einfach nur genau hinsehen.

Heißhunger auf Schokolade

Schreien deine Zellen nach Schokolade, dann liegt das vermutlich an einem niedrigen Magnesiumspiegel. Hier kannst du Abhilfe schaffen, indem du statt zur zuckrigen Milchschokolade zu rohen Kakao-Nibs greifst. Das sind ganze Kakaobohnen, die in kleine Stücke zerbrochen und getrocknet werden. Sie sind wahre Magnesiumbomben – und das ganz ohne Zucker! Du kannst aber auch Rohkakao in Pulverform in deinen Smoothie oder dein Müsli einrühren und deinem Körper so den Magnesium-Boost geben, den er braucht. Keine Lust auf Kakao? Auch grünes Blattgemüse ist sehr reich an Magnesium.

Heißhunger auf schnelle Kohlenhydrate

Wenn dein Körper Unmengen an Weißmehlprodukten wie Pizza oder Nudeln vertilgen könnte, hast du höchstwahrscheinlich einen Mangel an B-Vitaminen oder Serotonin oder leidest unter stark schwankenden Blutzuckerspiegeln. Letzteres gleichst du aus, indem du bei jeder Mahlzeit auf genügend Protein achtest und auf Zucker möglichst verzichtest. Serotonin unterstützt du durch tryptophanreiche Lebensmittel (z. B. Cashews oder Mungbohnen). Und B-Vitamine stecken zu großen Teilen in Getreide und Hülsenfrüchten. Mein Tipp: Kauf dir Hefeflocken und streu sie über Salate, Suppen und Eintöpfe oder gib sie in Saucen – sie sind auch super zum Andicken geeignet. Daneben sind diese salzig-käsigen Flocken ein hervorragendes Würzmittel und sehr reich an B-Vitaminen.

Heißhunger auf Salziges

Chips haben eine gigantische Anziehungskraft auf dich? Dein Salzhunger kann auf einen Mangel an Mineralstoffen hindeuten. Tausche dein Jodsalz gegen unraffiniertes Meersalz ohne Rieselhilfen, kaufe dir ein Mineralwasser mit hohen Nährstoffwerten (z. B. von Franken Brunnen) und versuche, Algen in deinen Speiseplan zu integrieren.

Wie lege ich mit dem Zyklusfood am besten los?

Nun kennst du die vier Zyklusjahreszeiten und das zugehörige Zyklusfood. Wahrscheinlich ist das ganz schön viel auf einmal für dich. Wie sollst du dir das nur alles merken und umsetzen? Atme erst einmal tief durch. Zyklusfood ist keine Diät, sondern eine Ernährungsweise, die dich deine fruchtbare Zeit hindurch begleiten soll. Eine lange Zeit also – und dementsprechend muss nicht alles von heute auf morgen perfekt sitzen und funktionieren. Lass dir lieber Zeit und gehe in deinem eigenen Tempo vor, sodass sich diese Umstellung immer gut für dich anfühlt. Essen sollte dich nicht stressen.

Du kannst dir zum Beispiel für den Anfang eine Kategorie von Zyklusfood aussuchen, die du in Zukunft in deinen Alltag integrieren willst. Starte zum Beispiel mit den Gemüsesorten und passe sie an deinen Zyklus an. Den Rest deiner Ernährung behältst du erst einmal ganz normal bei. Klappt es mit den Gemüsesorten, kannst du als nächstes das Obst an deinen Zyklus anpassen. Und so weiter, bis du schließlich in jeder deiner Phasen das passende Zyklusfood isst.

Kann ich auch mit Pille zyklisch leben?

Das ist leider nicht machbar, da die meisten hormonellen Verhütungsmittel dafür sorgen, dass wir keinen Eisprung haben. Und ohne Eisprung kein Zyklus. Wie in Kapitel 1 dieses Buches erwähnt, befinden sich Frauen unter der Pille vielmehr in einer Art künstlichen Lutealphase in Dauerschleife. Daher bringt Zyklusfood in diesem Fall auch nicht so viel, weil es kein hormonelles Auf und Ab gibt, das es auszugleichen gilt.

Aus diesem Grund empfehle ich Frauen, die hormonell verhüten, vielmehr so zu essen, dass die Organe saniert werden, die von der Pille am meisten belastet sind. Zu dieser organfreundlichen Ernährung zählen vor allem Kreuzblütlergemüse und ballaststoffreiche Kost für eine Östrogenentgiftung, pro- und präbiotische Lebensmittel für einen gesunden Darm sowie viel Vitamin C für die Nebennieren. So kannst du auch einen Teil dazu beitragen, die Folgen des Post-Pill-Syndroms beim Pilleabsetzen zumindest etwas abzumildern.

Wenn du das Absetzen der Pille bereits planst und deshalb das zyklische Leben vielleicht schon einmal üben möchtest, gibt es noch eine weitere Option: Du kannst dich passend zum Mondzyklus ernähren. Dieser ist nämlich sehr eng mit dem weiblichen Hormonzyklus verbunden. Dabei betrachtet man den Neumond als Periode, den zunehmenden Mond als Follikelphase, den Vollmond als Eisprung und den abnehmenden Mond als Lutealphase. Du kannst also dein Zyklusfood einfach passend zur jeweils aktuellen Mondphase wählen.

Wie wirkt sich Zyklusfood auf mein Gewicht aus?

Frauen auf der ganzen Welt haben die Diätindustrie reich gemacht. Auf den Covern der Illustrierten findet man jede Woche den neuen super Geheimtipp, um blitzschnell alle unerwünschten Kilos loszuwerden. Das Problem dabei? Der weibliche Körper ist nicht geschaffen für Crash-Diäten oder einseitige Ernährungsformen, bei denen ganze Nährstoffgruppen dauerhaft ausgeschlossen werden.

Oft werden diese Diäten in Studien nur an Männern getestet: Low Carb, Paleo, ketogene Ernährung oder intermittierendes Fasten funktionieren bei den Herren der Schöpfung hervorragend, da sich ihre Körper nicht wöchentlich verändern, sondern stets gleich bleiben. Bei Frauen ist das nicht der Fall, im Gegenteil: Diese Diäten werfen unseren kompletten Zyklus aus der Bahn und können für beträchtliche Hormonturbulenzen sorgen.

Wie Low Carb auf den Stoffwechsel wirkt

Nehmen wir das Beispiel Low Carb. Diese Ernährungsform mag während deiner Follikel- und Eisprungphase noch gut funktionieren und dich mit ersten »Abnehmerfolgen« belohnen. Doch sobald dein Stoffwechsel in der Lutealphase Fahrt aufnimmt, dein Cortisolspiegel ansteigt und dein Östrogen abfällt, wirst du dich mit Low Carb nicht mehr gut fühlen. Der Heißhunger wird schwerer zu kontrollieren, deine Laune kracht in den Keller und du wirst dich müde, ausgelaugt und zugleich gestresst fühlen. Auf Dauer lässt sich eine solche Diät nicht durchhalten – und du wirst dich frustriert fragen, warum du nicht genug Willenskraft hast. Doch mit Willenskraft hat das nichts mehr zu tun, im Gegenteil: Das Ganze ist eine hormonelle Reaktion deines Körpers, die sämtlichen Willen ausschaltet. Dieser Diättrend mag bei Männern funktionieren, doch er ist nicht das Richtige für unsere Frauenkörper.

Dieses Buch ist also kein Abnehmbuch – denn die vielen Abnehmtipps, die in dieser Welt zirkulieren, haben unsere Hormonprobleme nur verschlimmert. Nichtsdestoweniger gehen natürlich in vielen Fällen die hormonelle Gesundheit und das Gewicht Hand in Hand. Hormonelle Ungleichgewichte führen oft zu verschiedenen Gewichtsproblemen: So nehmen wir bei einer Östrogendominanz etwa häufig an Hüfte, Po und Beinen zu, während ein Cortisol- sowie Testosteronüberschuss zu einer verstärkten Fetteinlagerung rund um den Bauch führen können. Du siehst: Deine Hormone beeinflussen sogar, wie bzw. wo sich dein Fett am Körper verteilt.

Doch wenn du dich mit Zyklusfood ernährst, gibst du deinem Körper immer genau das, was er braucht. Du wirst sehen, dass es dir plötzlich viel leichterfallen wird, unerwünschte Kilos loszuwerden – denn jetzt ist endlich deine weibliche Biologie mit an Bord.

Bringst du deine Hormone wieder in Balance, kann das also dazu führen, dass du plötzlich mit Leichtigkeit überflüssige Kilos verlierst, die sich bis zuletzt hartnäckig gehalten hatten. Du nimmst automatisch leichter ab, wenn du dich im hormonellen Gleichgewicht befindest und zyklisch ernährst.

Hungern ist nicht der richtige Weg

Gleichzeitig will ich dich ermutigen, auch darauf zu achten, dass du genug isst und deinen Körper nicht mit Hungerkuren malträtierst. Gerade ein Verzicht auf Kalorien oder Nährstoffe wie Kohlenhydrate kann auf Dauer massive Hormonprobleme auslösen. Deswegen hör bitte auf mit diesen quälenden Diäten und gib deinem Körper wieder genug Nahrung! Und keine Angst: Das führt nicht automatisch dazu, dass dein Körper zunimmt, sondern sorgt an erster Stelle dafür, dass er wieder richtig funktioniert. Oft verbessert sich dadurch sogar dein Stoffwechsel wieder, wenn dein Körper merkt, dass er nicht mehr hungern muss. Auf diese Weise isst du zwar mehr, verbrennst gleichzeitig aber auch deutlich mehr Kalorien.

Übrigens: In einigen Fällen ist eine kleine Gewichtszunahme tatsächlich sogar dringend notwendig. Etwa dann, wenn du über einen längeren Zeitraum strikt Diät hältst und deshalb deine Periode beginnt auszubleiben. Als dein Zykluscoach will ich dir in jedem Fall helfen, dich gesund zu ernähren und dich selbst mit allen wichtigen Nährstoffen zu versorgen, damit es dir gut geht und du dich wohl in deinem Körper fühlst – denn dieses Gefühl ist tausendmal wichtiger als eine kleine Zahl auf deiner Waage.

Sollte stabil bleiben: Dein Blutzuckerspiegel

In den vorherigen Abschnitten habe ich bereits mehrmals betont, dass ein stabiler Blutzuckerspiegel wichtig ist. Aber warum eigentlich? Und was hat das mit deinen Hormonen zu tun? Nun, eine ganze Menge. In Kapitel 1 dieses Buches hast du etwas über den Job des Blutzuckerwächters Insulin erfahren. Es sorgt dafür, dass der Zuckerbaustein Glukose aus deiner Nahrung bei den Zielzellen im Körper ankommt.

Doch dieser sinnvolle Mechanismus kann in der modernen Welt schnell ins Negative kippen. Denn im Alltag bestehen unsere Ernährung und auch unser Lebensstil aus Dingen, die den Blutzuckerspiegel wie eine Rakete steil nach oben schießen lassen. Ist der Blutzuckerspiegel zu hoch, steigt auch der Insulinspiegel rasant an, weil Insulin den Zucker schnell aus dem Blut in die Zellen schleusen will.

Empfindliche Insulinlevel

Ein hoher Insulinlevel wiederum fördert Entzündungen und stört wichtige Prozesse. So können viele andere Hormone ihre Arbeit nicht mehr richtig erledigen. Ein erhöhter Insulinspiegel stört beispielsweise die Produktion deines Schlafhormons Melatonin, was zu Schlafstörungen führen kann. Und auch die Sexualhormone werden beeinflusst, denn ein hoher Insulinspiegel führt auf Dauer zu einer Östrogendominanz. Dadurch steigt auch dein Testosteron massiv an. So können Hormonprobleme entstehen oder verstärkt werden.

Auch Probleme mit dem Gewicht hängen meist auf die ein oder andere Weise mit dem Insulin zusammen. Wusstest du, dass dein Körper kein Fett verbrennen kann, solange Insulin in deinem Blut zirkuliert? Denn er bevorzugt die leicht verfügbare Glukose aus dem Blut und lässt die Fettdepots unangetastet. Aus diesem Grund wird das Insulin auch oft als Fettspeicherhormon bezeichnet.

Dazu stört zu viel Insulin das Hormon Leptin, das dafür zuständig ist, dir zu vermitteln: »Ich habe genug gegessen. Jetzt bin ich satt.« Ein dauerhaft erhöhter Insulinspiegel führt zu einem stetig erhöhten Leptinspiegel – und irgendwann zu einer Leptinresistenz. Das heißt: Der Sättigungseffekt funktioniert nicht mehr, sodass du essen und essen kannst, ohne dich je satt zu fühlen. Ein Teufelskreis.

Auch Weißmehlprodukte ungünstig

Das Problem bei der Sache? Nicht nur Industriezucker treibt unseren Blutzuckerspiegel nach oben. Auch bei »schnellen« Kohlenhydraten wie Weißmehlpasta, weißem Reis oder dem Plundergebäck vom Bäcker nebenan ist das der Fall. Und sogar Koffein, Alkohol, chemische Zusatzstoffe, einige künstliche Süßungsmittel sowie Stress lassen den Blutzuckerspiegel nach oben schnellen.

Den Blutzucker stabilisieren

Das Insulin hat oft also eine Heidenarbeit damit, unseren Blutzuckerspiegel im Alltag wieder auf ein Normalniveau zu bringen. Was können wir nun tun, um das Zuckerhormon zu unterstützen und unseren Blutzuckerspiegel zu stabilisieren?

Generell ist es sinnvoll, kein Essen ausfallen zu lassen, sondern auf regelmäßige Mahlzeiten zu achten. Das gilt auch für das Frühstück: Du solltest es auf keinen Fall auslassen, sondern möglichst innerhalb der ersten 90 Minuten nach dem Aufstehen etwas frühstücken. Einige Frauen haben am Morgen Schwierigkeiten, etwas zu essen, weil sie es kaum herunterbekommen. Doch nichts zu essen und lediglich einen Kaffee zu trinken, sorgt nur dafür, dass dein Blutzuckerspiegel ausflippt, bevor der Tag überhaupt losgegangen ist. Wenn du dir mit fester Nahrung schwertust, probier es doch anfangs einmal mit einem Smoothie und taste dich damit Stück für Stück zu deinem Frühstück vor. Im Rezeptteil dieses Buches ab S. 122 findest du für jede Zyklusphase den passenden Smoothie, mit dem du in das Thema »Frühstücken« ganz soft einsteigen kannst.

Festen Mahlzeitenrhythmus einhalten

Außerdem ist es wichtig, dass du bei jeder deiner Mahlzeiten darauf achtest, auch genügend gesunde Fette – insbesondere Omega-3-Fettsäuren – und Proteine zu essen. Denn die gesunden Fette erhöhen die Insulinsensitivität und stabilisieren gemeinsam mit den Proteinen den Blutzuckerspiegel, sodass er auch nach einer Mahlzeit nur langsam ansteigt und du dich länger satt fühlst. Leider werden beide Makronährstoffe von Frauen in der Ernährung oft vernachlässigt – gerade beim Frühstück. Diese Mahlzeit sollte immer mindestens einen von beiden Nährstoffen, besser noch beide, enthalten.

Nach spätestens 4 Stunden solltest du dein Mittagessen einnehmen. Versuche, es so zu gestalten, dass dies deine kalorienreichste Mahlzeit des Tages ist. Sie sollte Proteine, gesunde Fette, komplexe Kohlenhydrate und vor allem viele Ballaststoffe enthalten, die dich lange sättigen und eine gesunde Darmflora fördern, sodass du weniger Verdauungsprobleme hast. Wenn du auf Süßes schlecht verzichten kannst, iss das am besten direkt als Nachtisch. Denn nach dem Mittagessen sind die Insulinspiegel ohnehin hoch, während ein Schokoriegel am Nachmittag wieder zu einem Peak bei Insulin und Blutzucker führt.

Hast du nach dem Mittagessen schnell wieder Hunger, kannst du dir 2–4 Stunden danach einen ausgewogenen Snack gönnen. Dafür eignet sich zum Beispiel Hummus mit Gemüsesticks oder Obst mit etwas Nussmus. Grundsätzlich ist es empfehlenswert, nur größere Mahlzeitenblocks zu planen und dazwischen Esspausen von 4 Stunden einzuhalten. So hat der Insulinspiegel Zeit, richtig abzusinken.

Wiederum 2–4 Stunden nach deinem Snack wird es schließlich Zeit für dein Abendessen. Setze hier vor allem auf Proteine und viel grünes Gemüse und versuche möglichst, nichts Süßes mehr am Abend zu essen, da das deinen Schlaf stören kann. Wenn möglich, solltest du dich spätestens 4–5 Stunden nach deinem Abendessen in Richtung Bett aufmachen. Bleibst du länger auf, wird dein Körper nämlich wieder Hunger anmelden und im schlimmsten Fall eine Essattacke triggern – und das wollen wir möglichst vermeiden.

Wenn der Süßhunger zu mächtig war

Du hast zu viele Süßigkeiten gegessen und fühlst dich jetzt schlecht? Dann verrate ich dir noch einen einfachen Trick, deinen Blutzuckerspiegel auf natürliche Weise wieder zu senken: Bewegung! Geh eine Runde joggen, mach etwas Yoga oder gönn dir eine kleine Krafttraining-Session. Du wirst sehen – danach fühlst du dich besser!

Es ist also nicht nur wichtig, was wir essen, sondern auch, wann. Achte möglichst auf feste Mahlzeiten und halte – so gut es geht – die Pausen dazwischen frei von Snacks.

WEG DAMIT: HORMON-STÖRER-LEBENSMITTEL

Einige Lebensmittel sind bei den verschiedenen Zyklusfoods gar nicht aufgetaucht. Keine Sorge, ich habe nichts vergessen. Wenn Lebensmittel nicht vorkommen, dann hat das seinen Grund. Es handelt sich hierbei nämlich in der Regel um Hormonstörer.

Zu den Hormonstörer-Lebensmitteln gehören Zucker, Alkohol, Koffein, tierische Milchprodukte, Wurst- und Fleischwaren sowie entzündungsfördernde Fette.

Diese Lebensmittel können auf verschiedene Art und Weise unseren Hormonhaushalt stören. Einige beeinflussen die Hormone direkt und bringen sie so aus dem Gleichgewicht. Andere verursachen Entzündungen, was ebenfalls zu hormonellen Reaktionen und Beschwerden führen kann. Aus diesem Grund empfehle ich dir, diese Lebensmittel, so gut es geht, in deiner Alltagsernährung zu reduzieren oder am besten ganz wegzulassen.

Wenn das für dich nach unheimlich viel Verzicht klingt, habe ich einen Vorschlag. Such dir für den Anfang einen der Hormonstörer aus, bei dem der Verzicht nicht so schwerfällt, und ersetze ihn durch ein von mir alternativ vorgeschlagenes Lebensmittel. Bleibe dabei einen Monat und tracke währenddessen deinen Zyklus und deine Symptome: Vielleicht bessern sich deine Kopfschmerzen, deine Haut wird etwas reiner oder deine Verdauung macht weniger Probleme. Wenn du diese positiven Effekte notierst, bist du motivierter und das Ganze fällt dir gleich leichter. Und wenn du dich an das neue Lebensmittel gewöhnt hast, kannst du dir den nächsten Hormonstörer vornehmen – ein Schritt nach dem anderen, in deinem Tempo!

Aber warum sind die einzelnen Hormonstörer eigentlich so problematisch? Lass sie uns der Reihe nach unter die Lupe nehmen:

Zucker

Wir Menschen lieben Zucker in allen Formen. Von klein auf gieren wir nach dem süßen Geschmack. Doch während der natürlich vorkommende Zucker in Lebensmitteln wie Obst oder Gemüse von Ballaststoffen, Vitaminen, Mineralstoffen und sekundären Pflanzenstoffen begleitet wird, ist isolierter Industriezucker die pure Süße. Er wird blitzschnell verdaut, katapultiert deinen Blutzuckerspiegel nach oben und lässt ihn kurz darauf schnell wieder nach unten krachen.

Zucker schadet nicht nur deinen Zähnen, sondern auch deiner Darmflora, deiner Leber und deiner Psyche. Er kann dich launisch, lethargisch – und schwer abhängig machen. Ja, Zuckersucht gibt es tatsächlich: Studien haben gezeigt, dass unser Gehirn auf Zucker ähnlich wie auf Kokain reagiert.

Das Gehirn ist so massiv auf Zucker gepolt, weil die Zuckerart Glukose unser Treibstoff Nummer eins ist. Funktioniert in deinem Körper alles nach Plan, schnappt sich das Hormon Insulin die Glukose aus deiner Nahrung und verwendet sie für deine Energiegewinnung. Übrige Glukose wird vom Insulin in deinen Leber- und Muskelzellen in Form von Glykogen gespeichert. Dort liegt es bereit und kann sofort genutzt werden, wenn du einen kleinen Energieschub brauchst und gerade keine Nahrung in Reichweite ist.

Nur leider ist der Glykogenspeicher recht begrenzt. Gönnst du dir jeden Tag Süßigkeiten, ist in den Leber- und Muskelzellen bald kein Platz mehr für die überschüssige Glukose. Was also tun? Dein Insulin muss auf den Notfallplan ausweichen, die überschüssige Glukose zu Fett umbauen lassen und in deinen Fettzellen rund um deine Taille und zwischen deinen Organen speichern. Je mehr Fettzellen entstehen, desto höher steigt aber auch dein Östrogenspiegel, was schließlich zu einer Östrogendominanz und auch stark erhöhtem Testosteron führen kann. So kann der Zucker auf Dauer dein hormonelles Gleichgewicht empfindlich stören. Du siehst: Auch wenn Zucker noch so »süß« daherkommt, ist er alles andere als harmlos.

Alternative Süßungsmittel

Wie lässt sich ein Übermaß an Zucker vermeiden? Ich empfehle dir, Süßigkeiten – wenn möglich – lieber durch zuckerfreie Alternativen zu ersetzen. Das geht am besten in kleinen Schritten: Versuche, dich zum Beispiel von der Milchschokolade auf die Zartbittervariante umzugewöhnen. Wenn du Süßungsmittel verwenden willst, empfehle ich dir, statt weißem Zucker besser Datteln, Ahorn- oder Reissirup sowie Kokosblütenzucker zu verwenden. Diese enthalten zwar auch Zucker, aber zusätzlich noch andere wertvolle Inhaltsstoffe, wie beispielsweise Mineralstoffe. Komplett zuckerfreie Optionen sind Xylit (Birkenzucker), Stevia oder Erythrit, sie werden unabhängig von Insulin verstoffwechselt. Bitte nutze diese Süßungsmittel nur in Maßen und versuche generell, dein Bedürfnis nach Süße möglichst zu reduzieren.

Bitter gegen Süßhunger

Wusstest du, dass der Gegenpol zu Süßem das Bittere ist? Früher waren unsere Lebensmittel noch reich an Bitterstoffen, doch im Laufe der Zeit wurden diese leider größtenteils herausgezüchtet. In Wildkräutern kommen sie glücklicherweise noch vor, deswegen schau doch einfach mal, ob du diese nicht vielleicht in deine Ernährung integrieren kannst. Du bekommst sie meist auf Wochenmärkten. Verschiedene Hersteller bieten zudem Bittertinkturen an, bei denen du dir die Bitterstoffe direkt auf die Zunge tropfen kannst. Das hilft sehr gut, wenn du gerade extreme Lust auf Süßigkeiten hast. Denn die Bitterstoffe gleichen unser Bedürfnis nach Süßem wieder aus.

Alkohol

Ich will ganz ehrlich mit dir sein: Alkohol ist einer der Hormonstörer, den ich selbst nicht völlig aus meinem Leben gestrichen, sondern nur deutlich reduziert habe. Aber auch, wenn du wie ich von Zeit zu Zeit ein gutes Glas Wein genießt, empfehle ich dir dennoch, den Alkohol – so gut es eben geht – zu reduzieren.

Warum das Ganze? Erst einmal haben wir Frauen an dieser Stelle einen biologischen Nachteil. Anders als Männer verstoffwechseln wir Alkohol deutlich langsamer. So ist der Einfluss von alkoholischen Getränken auf uns stärker und schlägt schneller zu. Deine arme Leber muss Überstunden schieben, damit der Körper mit dem Alkohol zurechtkommt, und verbraucht dafür eine Menge Vitamine und Antioxidantien. Während sie mit dem Alkohol kämpft, kann sie ihrer eigentlichen Arbeit – dem Abbau von Giftstoffen und überschüssigen Hormonen – nicht mehr richtig nachkommen. So bleiben alte Hormone länger als nötig im Körper, können zurück ins Blut gelangen und so ein hormonelles Ungleichgewicht auslösen.

Alkohol und Östrogendominanz

Außerdem erhöht Alkohol deinen Östrogenspiegel. Das kann eine Östrogendominanz auslösen oder verschlimmern. Besonders bei hormonellen Erkrankungen wie Myomen, Zysten, PCOS oder Endometriose kann das problematisch sein. Alkohol verursacht noch schlimmere Krankheiten: Schon der Genuss von drei Gläsern Wein pro Tag erhöht das Brustkrebsrisiko um 41 Prozent. Deswegen empfehlen viele Gesundheitsorganisationen Frauen, den Alkohol möglichst weitgehend zu reduzieren.

Alkohol schadet zudem den Nebennieren, stört den Blutzuckerspiegel und ist eine sogenannte depressiogene Substanz – das heißt, er führt zu depressiven Verstimmungen und erhöht das Risiko für Burnout. Wenn dir das Glas Wein am Abend fehlt, versuche doch einmal, dir andere ähnliche Rituale mit unalkoholischen Getränken zu schaffen. Ich trinke beispielsweise sehr gerne Kokosnusswasser oder eine Traubensaftschorle aus einem schönen Weinglas – dieser optische Trick hilft mir total, meine Lust auf Wein im Zaum zu halten.

Koffein

Koffein ist das Laster Nummer eins in unserer modernen Welt. Ich selbst war früher als harter Koffein-Junkie bekannt. Sieben Tassen am Tag waren für mich normal, doch am Abend kam regelmäßig die Quittung: Ich konnte schlecht einschlafen und hatte mit kreisenden Gedanken zu kämpfen. Morgens war es dagegen andersherum: Ich fühlte mich wie erschlagen und kam kaum aus dem Bett. Ein klassisches Beispiel für einen ungesunden Mix aus Cortisolüberschuss und Cortisolmangel – was mir allerdings damals noch nicht klar war.

Koffein pusht sowohl deinen Cortisolspiegel als auch deinen Insulinspiegel nach oben. Je mehr du davon trinkst, desto mehr geraten die beiden Hormone aus dem Gleichgewicht, was wiederum deine anderen Hormone beeinflusst. Durch das Insulin steigen Östrogen und Testosteron an, während du durch das Cortisol deinen Progesteron-Spiegel senkst. Die Kombination erhöht Probleme mit PMS und Regelbeschwerden enorm.

Dazu fördert Koffein Entzündungen im Körper und laugt deine Nebennieren aus – was auch zu Problemen mit dem Eisprung und sogar mit der Fruchtbarkeit führen kann. Das ist besonders von Bedeutung, wenn du einen Kinderwunsch hast. Frauen sollten in der Schwangerschaft nicht mehr als 200–300 Milliliter Koffein täglich aufnehmen. Das sind ca. 2 Tassen mittelstarker Filterkaffee, beinhaltet aber auch Schwarztee oder Energydrinks.

Daneben führt Koffein dazu, dass du wichtige Mikronährstoffe wie Eisen, Zink und B-Vitamine schlechter aufnimmst und vermehrt Magnesium und Kalzium ausscheidest. All diese Mineralstoffe und Vitamine sind aber für gesunde Hormone unerlässlich. Wenn du gar nicht auf Kaffee verzichten kannst, dann versuche zumindest, beim Trinken zwei Stunden Abstand zu jeder Mahlzeit zu lassen und ihn möglichst nicht am Morgen anstelle eines Frühstücks zu trinken.

Ich weiß, dass der Koffeinverzicht vielen Frauen schwerfällt. Und aus eigener leidvoller Erfahrung kenne ich die unangenehme erste Woche des Koffeinentzugs sehr gut. Man fühlt sich wie von einem Zug überrollt: schlapp, müde, schlecht gelaunt und on top noch von fiesen Kopfschmerzen geplagt. Diese krassen Entzugserscheinungen zeigen, was für einen massiven Einfluss Kaffee auf deinen Körper hat. Daher ist der Verzicht die beste Entscheidung für deine weibliche Gesundheit. Für mich war es sehr hilfreich, den morgendlichen Kaffee möglichst durch ein ähnliches Gebräu zu ersetzen. Mir hilft ein koffeinfreier Chaitee mit Mandelmilch oder ein Vitalpilzkaffee, den ich mir aus verschiedenen Vitalpilzen zusammenstelle. Fertige Mischungen für Vitalpilzkaffee kannst du aber auch online bestellen. Oder du probierst einmal Lupinen- oder Getreidekaffee aus. »Aber wie komme ich ohne Kaffee überhaupt aus dem Bett?«, fragst du dich

Wie sieht es mit koffeinfreiem Kaffee aus?

Wer Koffein nicht unbedingt braucht, aber Kaffeegeschmack liebt, stellt sich jetzt eventuell die Frage, ob entkoffeinierter Kaffee eine mögliche Alternative ist. Prinzipiell sollte dir bewusst sein, dass auch entkoffeinierter Kaffee eine gewisse Restmenge an Koffein enthält. Er ist also nicht vollständig koffeinfrei. Natürlich ist das aber immer noch besser als normaler Kaffee. Jedoch solltest du entkoffeinierten Kaffee nur in Bio-Qualität kaufen. So stellst du nämlich sicher, dass den Bohnen das Koffein nicht durch ein chemisches Lösungsmittel entzogen wurde. Ich persönlich kaufe am liebsten entkoffeinierten Kaffee, bei dem das Koffein durch den sogenannten Schweizer-Wasser-Prozess entzogen wurde. Bei diesem Verfahren wird keinerlei Chemie eingesetzt, sondern nur Wasser, Zeit und ein Aktivkohlefilter.

jetzt vielleicht. Ganz einfach: Du brauchst kein Koffein, um morgens aus dem Bett zu kommen. Wenn deine Hormone in Balance sind, kümmert sich um diese Aufgabe das Cortisol. Es sorgt dafür, dass du fit, energetisch und wach in den Tag startest.

Tierische Milchprodukte

Milch wurde uns mithilfe einer massiven Werbekampagne jahrelang als das gesunde Naturprodukt schlechthin verkauft. Tatsache ist jedoch, dass Kuhmilch nicht für den menschlichen Körper designt wurde. So wie eine Mutter ihr Baby mit der Milch aus ihrer Brust stillt, will eine Kuhmutter ihr Kälbchen mit der Milch aus ihrem Euter ernähren. Die Kuhmilch soll also ein Kuhbaby in ein 1 Tonne schweres Rind verwandeln – sie enthält einen wirkstarken Cocktail aus Hormonen und Nährstoffen. Dass dieser Rinderwachstums-Cocktail für den menschlichen Körper nicht geeignet ist, liegt so betrachtet doch eigentlich auf der Hand. Warum also sind Menschen immer noch die einzigen Säugetiere, die im Erwachsenenalter Muttermilch trinken?

Milch und Milchprodukte könne eine stark entzündungsfördernde Wirkung haben und unser Immunsystem reizen. Außerdem übersäuern sie unseren Körper und stören so das Säure-Basen-Gleichgewicht. Das führt dazu, dass wir bei Milchkonsum häufiger mit Allergien, Asthma, Arthritis, Hautproblemen wie Akne oder Neurodermitis, Darmbeschwerden wie Verstopfungen und Blähungen sowie Stimmungsschwankungen und Depressionen reagieren. Auch wenn die Studienlage hier noch nicht immer eindeutig ist, empfehle ich euch, den Konsum von Milch stark einzuschränken.

Kühe geben übrigens nicht einfach von Natur aus Milch, sondern nur, wenn sie trächtig sind oder frisch ihr Kälbchen zur Welt gebracht haben. Da die Tiere schon im trächtigen Zustand fleißig gemolken werden, führt das dazu, dass ihre Milch erhebliche Mengen Östrogen enthält, auch wenn noch unklar ist, ob dieses Östrogen Auswirkungen auf die Hormonspiegel des Menschen hat. Dazu gesellt sich noch das Stresshormon Cortisol, da Mutterkühe nach der Geburt direkt von ihren Kälbchen getrennt und abgemolken werden. Und jede Mutter kann sich vorstellen, was es für ein schlimmer Zustand sein muss, direkt nach der Geburt das Kind weggenommen zu bekommen. Diese Mixtur körperfremder Östrogene und Stresshormone kippen wir uns zu Hause in unseren Cappuccino und ahnen dabei gar nicht, wie sehr das unseren eigenen Hormonhaushalt durcheinanderwirft und uns Probleme mit PMS oder unserer Regel bereiten kann.

Die gute Nachricht an der Stelle? Milch und Milchprodukte zu ersetzen, ist heutzutage mehr als einfach, da es hier tolle Alternativen auf pflanzlicher Basis gibt. Statt Kuhmilch verwende ich am liebsten ungesüßte Hafer- oder Mandeldrinks, die man einfach selbst machen oder im Supermarkt kaufen kann. Anstelle von Sahne habe ich ungesüßte Kokosmilch oder Kokosjoghurt zum Kochen im Einsatz. Und auch auf Joghurt musst du nicht verzichten. Im Handel bekommst du mittlerweile viele Varianten – vom klassischen Sojaghurt über Mandel- und Kokos-, bis hin zum Haferjoghurt. Hier muss man ein wenig herumprobieren, bis man seine persönliche Lieblingsvariante gefunden hat. Statt Butter kannst du dir Avocado aufs Brot streichen und zum Backen natives Kokos- oder Olivenöl nutzen. Und der Käse? Auch hier gibt es immer mehr Hersteller, die grandiosen pflanzenbasierten Frischkäse und Käse machen. Die Qualität schwankt bisweilen noch etwas, darum empfehle ich dir, unbedingt vor dem Kauf die Zutatenliste gründlich zu checken.

Fleisch und Wurstprodukte

Blicken wir auf das nächste tierische Produkt – und warum es in der Hormonstörer-Kategorie gelandet ist: Fleisch ist das Lebensmittel, das unser Östrogengleichgewicht am allermeisten stört. So führt ein hoher Fleischkonsum schnell zu einer Östrogendominanz, die mit unangenehmen Symptomen wie Brustspannen, PMS, Gewichtsproblemen oder auch Zystenbildung einhergeht.

Immer wieder setzen Fleischproduzenten in der Tiermast verbotenerweise Steroidhormone und Anabolika ein, damit die Tiere schneller wachsen und an Gewicht zulegen. Diese Hormone landen letztendlich in deinem Körper. Gleiches gilt für die Antibiotika, die in der Nutztierhaltung immer wieder eingesetzt werden müssen, damit man möglichst viele Tiere auf engem Raum halten kann. Die Antibiotika im Fleisch schaden nicht nur deiner Darmflora und somit auch deiner Hormongesundheit, sondern erhöhen auch das Risiko für resistente Bakterien. Eine Untersuchung des BUND zeigte, wie weitverbreitet diese Keime im Fleisch sind: In 88 Prozent aller Putenfleischproben aus Discountern wie Aldi, Lidl, Netto, Penny und Real fand man multiresistente Keime.

Daneben können sich im Fleisch – aber auch in allen anderen tierischen Produkten wie Milch, Eiern oder Fisch – sogenannte persistente organische Schadstoffe finden. Das sind chemische Stoffe, die wie künstliche Östrogene im Körper wirken. Dazu zählen beispielsweise die Dioxine, die sich in tierischem Fett ansammeln. Diese Schadstoffe können unsere Darmbarriere schwächen (Leaky-Gut-Syndrom) und das Mikrobiom stören. Darüber hinaus gelten sie als krebserregend und können im Extremfall zu Brustkrebs beitragen.

Viele der Giftstoffe, die durch die konventionelle Tierhaltung im Fleisch landen, geraten also auch in deinen Körper. Kommen sie schließlich bei deinem körpereigenen Entgiftungssystem – der Leber – an, weiß diese oft nichts damit anzufangen. Was also tun? Die Leber lagert die Giftstoffe in deinen Fettdepots ein, weil sie das für die sicherste Variante hält. Ist das Fettdepot jedoch voll, landen die Giftstoffe schließlich im Blut. Das ist das Signal für deinen Körper, dass er neue Fettdepots benötigt, und er beginnt, noch mehr Fett einzulagern. Da Fettzellen immer auch Östrogene produzieren, steigt die Östrogenbelastung im Körper weiter an.

Aber keine Sorge: Fleisch- und Wurstprodukte lassen sich heute viel leichter denn je ersetzen: Es gibt tolle Produktvarianten aus Tofu, Tempeh oder Seitan – von der Tofuwurst bis zum Seitandöner –, aber auch Produkte auf Basis von Lupinen oder Erbsen, die köstlich schmecken. Oder du versuchst einmal leckere Falafel oder Hanfbratlinge. Du wirst sehen: Hier ist für jeden Geschmack etwas dabei.

Entzündungsfördernde Fette

Die richtigen Fettsäuren sind extrem wichtig für einen gesunden Hormonzyklus. Doch es gibt auch Fette, die Entzündungen fördern und sogar der Gesundheit schaden können. Dazu gehören in erster Linie

Lieber Sojaprodukte statt Fleisch?

Seit der Veganismus langsam, aber sicher in die Mitte der Gesellschaft Einzug hält, verbreiten sich vegane Fleischersatzprodukte im Handel. Hier herrscht oft das Vorurteil, dass diese Produkte ungesund oder künstlich seien. Doch das Ganze ist nicht schwarz oder weiß. Deswegen ist hier immer empfehlenswert, einen genauen Blick auf die Zutatenliste zu werfen:

Findest du darunter den Begriff »Sojaproteinisolat«, lass das Produkt lieber im Regal liegen. Anders als ganzheitliche Sojaprodukte wie Tofu oder Tempeh ist das Sojaproteinisolat nämlich eine synthetische Substanz, die den Zyklus stören kann. Greife lieber zu Produkten, die »Sojabohnen«, »Erbsen«, »Lupinen« oder »Tofu« auf ihrer Zutatenliste stehen haben. Sie sind weniger stark verarbeitet und dementsprechend auch gesünder für dich und deine Hormonbalance. Übrigens: Tempeh ist ein fermentiertes Produkt und liefert nebenbei gleich noch eine Menge darmgesunder Probiotika.

Seitanprodukte mit fleischähnlicher Konsistenz sind prinzipiell in Ordnung, sollten aber nur verwendet werden, wenn du keine Verträglichkeitsprobleme mit Gluten hast. Denn Seitan ist nichts anderes als ein Lebensmittel aus Weizenprotein, und das besteht zum größten Teil aus Gluten.

die sogenannten Transfette, das sind künstlich gehärtete Fette. Bei der sogenannten Fetthärtung werden Fette in einem Hydrierungsprozess hoch erhitzt, um ungesättigte Fettsäuren in gesättigte umzuwandeln. Dadurch entsteht ein extrem künstliches Lebensmittel, das nicht einmal in der Sonne richtig schmilzt. Du findest Transfette vor allem in industriell hergestellten Backwaren wie Croissants, Keksen, Crackern oder Chips, aber auch in Fast Food – vor allem in frittierten Speisen sowie Fertiggerichten. Margarine besteht ebenfalls aus Transfetten.

Daneben solltest du Sonnenblumenöl, Traubenkernöl oder Distelöl nur in Maßen verwenden, da sie einen deutlich höheren Anteil an Omega-6- als Omega-3-Fettsäuren aufweisen. Omega-6-Fettsäuren wirken im Körper entzündungsfördernd und können hormonelle Beschwerden verstärken. Omega-3-Fettsäuren bremsen dagegen Entzündungen, weshalb wir möglichst viel davon essen sollten. Daher ist es deutlich sinnvoller, Öle zu verwenden, die ein besseres Verhältnis von Omega-6-Fettsäuren zu Omega-3-Fettsäuren enthalten (ideal wäre 5:1). Das sind beispielsweise Leinöl, Hanföl oder Chiaöl.

Rapsöl hat prinzipiell auch ein gutes Omega-6- und Omega-3-Verhältnis. Allerdings wird das Öl im industriellen Prozess oft vollständig oder teilweise gehärtet, um es stabiler zu machen. Leider entstehen hierbei wieder die gefährlichen Transfette. Zusätzlich finden sich bei Untersuchungen auch immer wieder hohe Mineralölbestandteile im Rapsöl. Diese sind sehr ungesund, da sie sich im Körper anreichern. Als wäre das noch nicht genug, wird das Öl oft mit dem giftigen Hexan als Lösungsmittel behandelt. Das ist ebenfalls ein hormonstörender Stoff, der sich negativ auf den weiblichen Zyklus auswirken kann. Wenn du Rapsöl verwenden möchtest, solltest du deshalb unbedingt auf gute Qualität achten

Aus all diesen Gründen verwende ich folgende hochwertigen Öle in meiner Küche: Natives Kokosöl zum Frittieren oder Braten bei hoher Temperatur, Olivenöl zum Rösten im Ofen sowie für Salate. Hanföl, Leinöl und Kürbiskernöl gebe ich gerne in Salatdressings. Da Hanföl und Leinöl reich an Omega-3-Fettsäuren sind, sind sie besonders licht- und hitzeempfindlich. Beide daher besser im Kühlschrank aufbewahren und nur in der kalten Küche verwenden.

Sonderfall Gluten

Gluten ist in den letzten Jahren stark in Verruf geraten und glutenfreie Lebensmittel haben einen regelrechten Siegeszug gefeiert. Aber was ist genau das Problem mit Gluten? Dieser Stoff ist in den Getreidesorten Weizen, Roggen, Dinkel, Gerste, Grünkern, Hafer, Einkorn, Emmer und Kamut enthalten. Der Name stammt vom lateinischen Wort für

Ersetze das ... durch das!

Zucker: Ahornsirup, Datteln bzw. Dattelpaste, Reissirup, Kokosblütenzucker, Xylit, Erythrit, Stevia, Bitterstoffe
Alkohol: Traubenschorle, Kokosnusswasser, alkoholfreie Cocktails und Aperitifs
Koffein: entkoffeinierter Kaffee (am besten nach dem Schweizer-Wasser-Verfahren), Chai-Tee, Vitalpilzkaffee, Lupinenkaffee, Getreidekaffee
Kuhmilch: ungesüßte Hafer-, Mandel-, Lupinen-, Reis-, Dinkeldrinks
Sahne: ungesüßte Kokosmilch, helles Mandelmus, Soja oder Hafer Cuisine, Sojaghurt, Kokosjoghurt
Joghurt: ungesüßt, auf Basis von Soja, Kokos, Cashew, Mandel, Hafer
Käse: pflanzenbasierte Käsealternativen, etwa aus Cashew
Fleisch und Wurst: Produkte aus Tofu, Tempeh, Lupinen oder Erbsen
Transfette, Sonnenblumenöl, Traubenkernöl, Distelöl, Rapsöl: natives Kokosöl, Olivenöl, Hanföl, Leinöl, Kürbiskernöl

Klebstoff ab – und genau das tut es auch: Gluten sorgt für die Bindung der Zutaten im Teig, sodass luftig-lockere Teigwaren entstehen.

Im Gluten befindet sich das Eiweiß Gliadin, das deinen Darm dazu anregt, das sogenannte Zonulin auszuschütten. Dieser Wirkstoff schwächt die Barriere deiner Darmschleimhaut und kann dadurch auf Dauer deren Durchlässigkeit erhöhen (Leaky-Gut-Syndrom) – und das wiederum wird als eine mögliche Ursache für Autoimmunerkrankungen betrachtet. Sollte man also auf Gluten verzichten? Wenn man an der Autoimmunerkrankung Zöliakie leidet, muss Gluten auf jeden Fall komplett weggelassen werden. Daneben gibt es auch die Glutensensitivität. Hierbei reagieren die Betroffenen ebenfalls auf Gluten, meist aber nicht so stark und es lassen sich auch keine Diagnosekriterien für Zöliakie (wie spezifische Antikörper im Blut oder eine Schädigung der Dünndarmschleimhaut) nachweisen. Welche Prozesse an der Reaktion des Körpers beteiligt sind, ist wissenschaftlich unklar. Um eine Glutensensitivität festzustellen, müssen erst Zöliakie und Weizenallergie ausgeschlossen werden. Ist das erfolgt, kann als Nächstes die individuelle Schwelle, ab der der Körper auf Gluten reagiert, bei Glutensensitivität ausgetestet werden. Das sollte am besten in Begleitung einer Ernährungsfachkraft geschehen.

Und was ist mit Frauen ohne Zöliakie oder Glutensensitivität? Hier gibt es keine allgemeingültige Antwort. Gluten schadet zwar – wie oben erklärt – der Darmschleimhaut. Fakt ist aber auch, dass die Darmschleimhaut extrem widerstandsfähig ist und sich alle fünf bis sieben Tage komplett regeneriert. Daher halte ich es für sinnvoll, Gluten in Maßen zu essen und statt auf Weizen auf Dinkel oder Grünkern sowie Urgetreidesorten wie Emmer, Einkorn und Kamut zu setzen. Die enthalten nämlich deutlich weniger Gluten als moderner Weizen.

Bei Frauen mit Endometriose bzw. Adenomyose hat man festgestellt, dass eine glutenfreie Diät bei einem Großteil der Patientinnen zu einer Verminderung der Schmerzen beiträgt. Darum erscheint es hier sinnvoll, den Verzicht auf Gluten zumindest einmal auszuprobieren. Das Gleiche gilt für Patientinnen, die an einer Schilddrüsenunterfunktion leiden. Auch hier kann eine Umstellung auf glutenfrei dazu beitragen, die Funktion der Schilddrüse wieder zu verbessern.

GRUNDTECHNIKEN & VORRATSSCHRANK: MACH DICH BEREIT!

Bevor wir mit dem Zyklusfood und Rezepten dafür loslegen, will ich dir noch ein paar Grundtechniken mit an die Hand geben, die dir dabei helfen, das Beste aus deinem Essen herauszuholen. Es schmeckt dann besser, ist bekömmlicher, gesünder und auch preisgünstiger.

Ade, Blähungen

Getrocknete Hülsenfrüchte wie Bohnen, Erbsen und Linsen sind wichtige Zyklusfoods. Sie versorgen dich mit viel Protein, komplexen Kohlenhydraten sowie zahlreichen Vitaminen, Mineralstoffen und sekundären Pflanzenstoffen. Du kannst Hülsenfrüchte natürlich schon fertig gegart kaufen. Hierbei rate ich dir aber, Hülsenfrüchte aus dem Glas denen aus der Dose vorzuziehen, da sich in der Plastikbeschichtung an den Innenwänden der Dosen teilweise hormonstörende Stoffe befinden, die deinen Hormonhaushalt stören können (mehr dazu im Kapitel 3).

Gieße das Einweichwasser weg und brause die Hülsenfrüchte in einem Sieb gründlich mit viel klarem Wasser ab. So entfernst du nämlich die Oligosaccharide – das sind Mehrfachzucker, die von den Bakterien im Dickdarm zu Gasen verstoffwechselt werden, welche bei vielen Menschen die berüchtigten Blähungen beim Genuss von Hülsenfrüchten hervorrufen. Du kannst dir deine Hülsenfrüchte aber auch günstiger zubereiten, indem du auf die getrocknete Variante zurückgreifst und diese selbst weich kochst. Auch hier gibt es drei einfache Tipps, die dir dabei helfen, blähende Stoffe zu beseitigen und Bohnen und Co perfekt verdaulich zu machen.

Ich empfehle dir, die Hülsenfrüchte vor dem Garen über Nacht im warmen Wasser mit etwas Zitronensaft einzuweichen. Das reduziert die Phytinsäure, ein Stoff, der die Aufnahme von wichtigen Nährstoffen wie Eisen oder Zink hemmt. Zudem wird die Verdaulichkeit verbessert und die Kochzeit reduziert. Nach dem Einweichen solltest du auch hier das Wasser weggießen und die Hülsenfrüchte mit klarem Wasser abbrausen. Danach kannst du sie wie gewohnt kochen.

Gib in deinen Kochtopf mit Hülsenfrüchten immer ein Stück Kombu-Alge oder ein Lorbeerblatt. Beide tragen dazu bei, dass die Oligosaccharide entfernt werden, du die Hülsenfrüchte besser verdauen kannst und weniger Probleme mit Blähungen bekommst.

Bring die Hülsenfrüchte in einem offenen Topf zum Kochen und schöpfe in den ersten 10 Minuten den entstehenden Schaum ab, der sich auf dem Kochwasser bildet. Der Schaum wirkt nämlich besonders blähend. Nach dem Abschöpfen kannst du den Topf mit dem Deckel zudecken und die Hülsenfrüchte ganz normal fertig garen.

Keine Chance für Phytinsäure

Auch wenn man Getreide, Pseudogetreide und Nüsse vor dem Garen nicht zwingend einweichen muss, ist es trotzdem sinnvoll, da wie bei den Hülsenfrüchten auf diese Weise ebenfalls die problematische Phytinsäure reduziert wird. Zudem werden bei Pseudogetreide und Getreide gleichzeitig schwer verdauliche Proteine besser aufgeschlüsselt und die Kochzeit reduziert sich noch dazu. Wie bei den Hülsenfrüchten empfehle ich dir auch bei Nüssen, Getreide und Pseudogetreide in das Einweichwasser einen Spritzer Zitronensaft zu geben und das Ganze mindestens 8 bis maximal 24 Stunden einzuweichen. Danach kannst du das Wasser abgießen und das Getreide mit klarem Wasser abbrausen, bevor du es wie gewohnt kochst.

Mini-Gemüsegarten in der Küche

Natürlich bekommst du fertig gezogene Sprossen auch abgepackt im Supermarkt, jedoch ist es viel günstiger, wenn du deine Sprossen zu Hause selbst ziehst. So kannst du das ganze Jahr über frische Rohkost genießen, die keinerlei Nährstoffverluste durch lange Transportwege erfahren hat. Es gibt eine riesige Auswahl an Keimsaaten, sodass du deine eigenen Sprossen nach Lust und Laune zusammenstellen kannst. Alles, was du dafür brauchst, ist ein Sprossenglas, Keimsaaten und gefiltertes Wasser. Sprossengläser bekommst du in Bio-Märkten, Gartencentern oder ganz einfach online.

Sprossen selbst ziehen

Bei den meisten Sorten brauchst du 2–4 EL Samen – wirf hierbei am besten einen Blick auf die Packungsanweisung. Die Keimlinge gibst du zuerst in eine Schüssel mit viel frischem Wasser. Darin lässt du sie mindestens 8 Stunden, am besten über Nacht, einweichen. Danach gießt du das Einweichwasser ab und spülst die Samen mit ausreichend sauberem Wasser gründlich ab. Anschließend kommen sie in das Sprossenglas, um darin das Wasser abtropfen zu lassen. Stell sie in eine dunkle Ecke oder decke das Glas mit einem Geschirrtuch ab. Spüle die Sprossen 2- bis 3-mal täglich mit frischem Wasser und lass sie abtropfen. Die genaue Keimdauer hängt von der Sprossenart ab, auch hier gibt die Verpackung deiner Keimlinge Aufschluss.

Sobald die Samen zu keimen beginnen, die Sprossen nicht mehr spülen. Lass sie nach dem letzten Spülen mindestens 8 Stunden abtropfen. Danach kannst du sie luftdicht verschlossen im Kühlschrank aufbewahren. Achtung: Die meisten Sprossen kannst du direkt roh essen, jedoch müssen die Sprossen von großen Bohnen, v. a. von Kidneybohnen, vorher noch gedämpft oder gegart werden, da sie sonst unverträglich sind. Sprossen von Kichererbsen, Adzukibohnen, Mungbohnen und schwarzen Bohnen können in kleinen Mengen (ca. 1 Handvoll pro Tag) roh gegessen werden.

Füll deine Speisekammer auf!

Auf den nächsten beiden Seiten folgt eine Auflistung von Zyklusfoods, die ich immer in meinem Kühlschrank und meinen Vorratsschränken parat habe, um mir zu jeder Zyklusphase das passende Gericht zaubern zu können. Natürlich musst du jetzt nicht sofort loslaufen und alles detailliert nachkaufen, aber nutze diese Liste doch einfach als Orientierung für deine persönlichen Vorräte. Wenn vorhanden, kaufe möglichst immer Bio-Produkte und greife zudem gerne auf regionale Varianten zurück.

- **Gemüse:** Blumenkohl, Romanesco, Süßkartoffeln, Kartoffeln, Möhren, Knollensellerie, Stangensellerie, Kürbis, Lauch, Pastinake, Rettich, Zucchini, Brokkoli, Kohlrabi, Rosenkohl, Wirsing, Weißkohl, Rotkohl, Pak Choi, Radieschen, Rettich, Tomaten, Spargel, Gurken, Chicorée, Radicchio, Romana, Artischocken, Schwarzwurzel, Rhabarber, Algen, Grünkohl, Spinat, Mangold, Portulak, Rote Bete, Fenchel, Pilze
- **Obst:** Acerola, Apfel, Ananas, Birne, Kaki, Kiwi, Kumquat, Jackfrucht, Datteln, Sanddorn, Rosinen, getr. Feigen, getr. Aprikosen, Mandarine, Clementine, Orange, Açaíbeeren, Blaubeeren, Erdbeeren, Gojibeeren, Cranberry, Papaya, Mango, Cantaloupe, Sternfrucht, Quitte, Granatapfel, Kirsche, Pflaume, Grapefruit, Avocado, Olive, Brombeeren, Johannisbeeren, Stachelbeeren, Holunderbeeren, Zitrone, Sweetie, Weintrauben, Wassermelone
- **Kräuter & Sprossen:** Basilikum, Petersilie, Schnittlauch, Rosmarin, Thymian, Oregano, Minze, Brennnessel, Lorbeer, Kresse sowie Sprossen aus Mungbohnen, Radieschen, Linsen oder Weizen, Bambussprossen
- **Hülsenfrüchte:** Kichererbsen, weiße Bohnen, Riesenbohnen, rote Linsen, grüne Linsen, braune Linsen, Beluga-Linsen, gelbe Erbsen, Tofu, Tempeh, Edamame, Soja, Limabohnen, Erbsen, grüne Bohnen, dicke Bohnen, schwarze Bohnen, Zuckerschoten, Kidneybohnen, Lupinen
- **Pseudogetreide, Getreide & Urkörner:** Hafer, Gerste, Wildreis, Teff, Kamut, Amarant, Quinoa, Polenta (Maisgrieß), Einkorn, Dinkel, Grünkern, Roggen, Buchweizen, Hirse, Natur-Reis, Emmer
- **Samen, Kerne, Nüsse & Co:** Chiasamen, Cashewkerne, Erdnüsse, Macadamianüsse, Pistazienkerne, Kokosnuss (Raspel oder Chips), Paranüsse, Mandeln, Pinienkerne, Basilikumsamen, Kürbiskerne, Leinsamen und Leinöl, Pekannüsse, Haselnüsse, Algenöl, Hanfsamen und Hanföl, Walnüsse, Sesam, Sonnenblumenkerne, Mohnsamen
- **Öle & Nussmuse:** Olivenöl, natives Kokosöl, natives Hanföl, natives Leinöl, Tahin (Sesampaste), Mandelmus (hell oder dunkel), Cashewmus, Erdnussmus

- **Würzmittel:** Sojasauce, Senf, nicht-pasteurisierte Misopaste, Shiitake-Pilze, Srichacha-Sauce, Hefeflocken, Meersalz
- **Süßungsmittel:** Ahornsirup, Dattelpaste, Reissirup, Kokosblütenzucker, Stevia, Xylit, Erythrit; Bitterstoffe als Tinktur
- **Extras:** Bockshornklee-/Fenchelsamen, Löwenzahnwurzel, Lavendel, Kreuzkümmel, Zimt, fermentierte Produkte (z. B. Kimchi, Sauerkraut, Kokosjoghurt, Wasserkefir, Kombucha, Miso), Rohkakao (z. B. Kakao-Nibs), Ingwer, Kurkuma, Anis, Nelken, Algenprodukte (z. B. Spirulina, Chlorella)

Einiges lässt sich natürlich weniger gut lagern, Obst und Gemüse kaufst du daher immer frisch und je nach Zyklusphase.

Sinnvolle Geräte, die beim Kochen helfen

Es gibt ein paar Geräte, die dir beim Nachkochen der Rezepte ab S. 121 in diesem Buch gute Dienste leisten werden. Bei mir gehören sie mittlerweile zum Standardrepertoire und werden täglich eingesetzt.

- **Ein guter Mixer:** Dieses Gerät ist wirklich das A und O in meiner Küche. Ich brauche den Mixer für cremige Smoothies und Suppen sowie schnelle Dips und Aufstriche.
- **Ein Mahlgerät:** Wenn es darum geht, ganze Leinsamen frisch zu schroten oder Mehl aus Haferflocken, Mandeln oder Kokosflocken selbst herzustellen, hilft dir ein Mixer nicht weiter – denn der funktioniert nur in Kombination mit Wasser. Du brauchst ein Gerät, das mahlen kann. Hierfür gibt es kleinere Geräte, die auch über ein Mahlwerk verfügen. Oder du verwendest eine elektrische Kaffeemühle – auch das geht super.
- **Eine Küchenmaschine:** Anstatt extra ein Mahlgerät zu kaufen, kannst du auch einfach eine Küchenmaschine einsetzen, die ein aufsetzbares Mahlwerk besitzt. Sie zerkleinert Zutaten ebenfalls ohne Flüssigkeiten, vermischt Zutaten gründlich und knetet Teige durch. Dadurch sparst du viel Zeit und Mühe.

Wenn du all diese Tipps und Empfehlungen berücksichtigst, ist deine Küche perfekt gerüstet für unser Zyklusfood. Ich wünsche dir viel Spaß beim Ausprobieren der pflanzenbasierten Rezepte im letzten Teil des Buches!

SUPPLEMENTE, ADAPTOGENE & HEILKRÄUTER

Die Basis eines gesunden Hormonhaushalts ist immer das Zyklusfood. Wer sich im Einklang mit seinem Zyklus ernährt, schafft so die beste Basis für Hormone in Balance. Aber es gibt noch ein paar kleine Stellschrauben, an denen man drehen kann, um den Körper gezielt bei Hormonproblemen unterstützen zu können. Deswegen stelle ich dir nachfolgend einige Heilkräuter, Supplemente und Adaptogene vor, die bei verschiedenen Hormonproblemen unterstützend wirken.

Nutze die Pflanzenkraft von Heilkräutern

Heilkräuter werden bereits seit Jahrhunderten von versierten Frauenheilkundlerinnen eingesetzt, um die Hormone zu regulieren und Hormonprobleme zu lindern. Sie stecken voller Mikronährstoffe sowie gesunder sekundärer Pflanzenstoffe und helfen uns so in vielerlei Hinsicht: Sie können unsere Menstruation anregen oder regulieren, unsere Fruchtbarkeit verbessern, unsere Entgiftungsorgane Darm und Leber stärken und Ungleichgewichte unserer Hormone ausbalancieren. Insbesondere Regelbeschwerden und PMS-Probleme lassen sich mit ihnen gut lindern. Du kannst Heilkräuter auf viele verschiedene Arten verwenden: als Tee, ätherisches Öl, Wickel oder Dampfbad.
Je nach Zyklusphase lassen sich andere Heilkräuter einsetzen:

Pflanzen für die Menstruation

Während der Menstruation sind vor allem Heilkräuter hilfreich, die entkrampfen und Schmerzen lindern, sowie Kräuter, die entzündungshemmend wirken – wie Frauenmantel, Schafgarbe, Gänsefingerkraut und Mutterkraut. Du kannst sie mit Melisse oder Kamille kombinieren, die beruhigen und entspannen. Auch Brennnessel ist ideal für diese Zyklusphase, da sie sehr vitalstoffreich ist und remineralisierend wirkt. Auf diese Weise hilft sie, Nährstoffverluste durch die Blutung auszugleichen. Hast du eine sehr starke Periode, kannst du zudem auf blutstillende Kräuter zurückgreifen. Hirtentäschel ist hier zum Beispiel eine gute Hilfe, es wirkt blutstillend, zieht die Schleimhäute zusammen und hemmt Entzündungen.

Pflanzen für die Follikelphase

Jetzt kannst du Heilkräuter einsetzen, die deinen Körper bei der Produktion von Östrogen unterstützen, wie etwa Salbei. Wunderbar geeignet sind auch Storchenschnabel, Himbeerblätter und Frauenmantel, da sie die Gebärmutter stärken, die Eierstöcke nähren und so den Eisprung anregen. Rotklee enthält darüber hinaus hormonregulierende Phytoöstrogene und kann so ebenfalls deinen Eisprung fördern – ideal bei bestehendem Kinderwunsch!

Pflanzen für die Eisprungphase

Während deines Eisprungs kannst du erneut Rotklee einsetzen, da er auch dabei hilft, einen Überschuss an Östrogenen auszugleichen und einer Östrogendominanz in dieser Phase entgegenzuwirken. Deine Fruchtbarkeit unterstützen jetzt Brennnesselsamen, Basilikum und Rosmarin, während du mit Damiana deine Libido steigern kannst.

Pflanzen für die Lutealphase

In dieser Zyklusphase sind Heilkräuter hilfreich, die deine Leber dabei unterstützen, überschüssige Hormone wieder abzubauen. Setze auf Mariendistel und Löwenzahnwurzel, um die Entgiftung zu fördern. Gleichzeitig können Heilkräuter wie Frauenmantel und Schafgarbe die Produktion von Progesteron etwas anregen – was extrem wichtig für eine angenehme Lutealphase ist. Und klappt es mit der Progesteronproduktion nicht wie gewünscht und das PMS schlägt zu, dann helfen dir Johanniskraut und Melisse dabei, weniger Stimmungsschwankungen und generell bessere Laune zu haben. Johanniskraut wirkt dabei wie ein natürliches Antidepressivum, indem es die Produktion der »Glückshormone« Serotonin und Dopamin ankurbelt.

Adaptogene schützen vor Stress

Ähnlich wie Heilkräuter unterstützen Adaptogene die Hormone. Hierbei handelt es sich um natürliche Pflanzenwirkstoffe (oft Kräuter, Wurzeln oder Pilze), die dem Körper einen regelrechten Gesundheits-Boost verleihen. Sie werden in alternativen Gesundheitslehren wie dem Ayurveda oder der Traditionellen Chinesischen Medizin (TCM) seit Jahrhunderten erfolgreich eingesetzt, da sie nicht nur sehr viele Mikronährstoffe enthalten, sondern dem Körper auch dabei helfen, sich besser Stress-Situationen anzupassen.

Die Adaptogene wirken auf unsere Hypothalamus-Hypophysen-Nebennierenrinden-Achse, die Steuerzentrale zur Produktion und Ausschüttung von Hormonen, und bringen diese bei Problemen wieder ins Gleichgewicht. Das heißt: Sie machen uns stressresistenter, widerstandsfähiger sowie ausdauernder und steigern so generell gesagt unsere körperliche und geistige Leistungsfähigkeit.

Adaptogene wurden erstmals während des Zweiten Weltkriegs untersucht. Damals forschten die Wissenschaftler nach einer Art »Wunderpille«, dank derer Kampfpiloten länger und schneller fliegen konnten. Den Begriff »Adaptogene« prägte im 1947 der russische Pharmakologe Nicolai V. Lazarev. Ich nutze Adaptogene gerne, da sie dabei helfen können, den Hormonhaushalt in Balance zu bringen. Adaptogene sind zum Beispiel Rosenwurz, Ashwaganda, Shatavari, Maca, Ginseng, Süßholzwurzel, Reishi oder Cordyceps.

Die besten Mittel gegen Hormonbeschwerden

Heilkräuter und Adaptogene lassen sich mit anderen Supplementen gemeinsam gezielt bei hormonellen Beschwerden einsetzen. Wie du sehen wirst, gibt es bei allen Symptomen gleich mehrere Optionen – das heißt aber nicht, dass du alle genannten Mittel gleichzeitig einnehmen solltest. Nicht jedes Supplement passt zu jeder Frau, sondern sollte individuell auf den hormonellen Zustand angepasst werden. Deswegen: Nimm es bitte nicht blind ein, sondern besprich das Ganze mit deiner Ärztin oder deinem Heilpraktiker. Gemeinsam könnt ihr aus den Optionen das heraussuchen, was am besten zu dir und deinem individuellen Hormonhaushalt passt.

Starkes PMS:
- Diindolylmethan (DIM)
- Shatavari
- Rosenwurz
- Vitamin B6

Starke Periodenschmerzen:
- Reishi
- CBD-Öl
- Magnesium

Amenorrhoe:
- Inositol
- Ashwaganda
- Maca
- Nachtkerzenöl

Östrogendominanz:
- Diindolylmethan (DIM)
- Mariendistel
- Calcium-D-Glucarat
- N-Acetyl-Cystein
- Löwenzahn

Libidoverlust:
- Maca
- Moringa
- Cordyceps

Stimmungsschwankungen:
- 5-HTP
- Safran
- Rosenwurz
- Ginkgo
- Cordyceps
- Reishi
- Vitamin-B-Komplex

Stress:
- Ashwaganda
- Rosenwurz
- Cordyceps
- Ginseng
- Süßholz
- CBD-Öl

Verdauungsbeschwerden:
- Probiotika
- Präbiotika
- Reishi
- Ingwer
- Fenchel
- Pfefferminze
- Süßholzwurzel

Fruchtbarkeitsprobleme:
- rotes Maca
- Mönchspfeffer
- Ashwaganda
- DIM
- Shatavari

Unterstützung der Schilddrüsenfunktion:
- Ashwaganda
- L-Thyroxin

Schlafprobleme:
- Ashwaganda
- Melatonin
- Lavendel
- Kamille
- Baldrian
- CBD-Öl

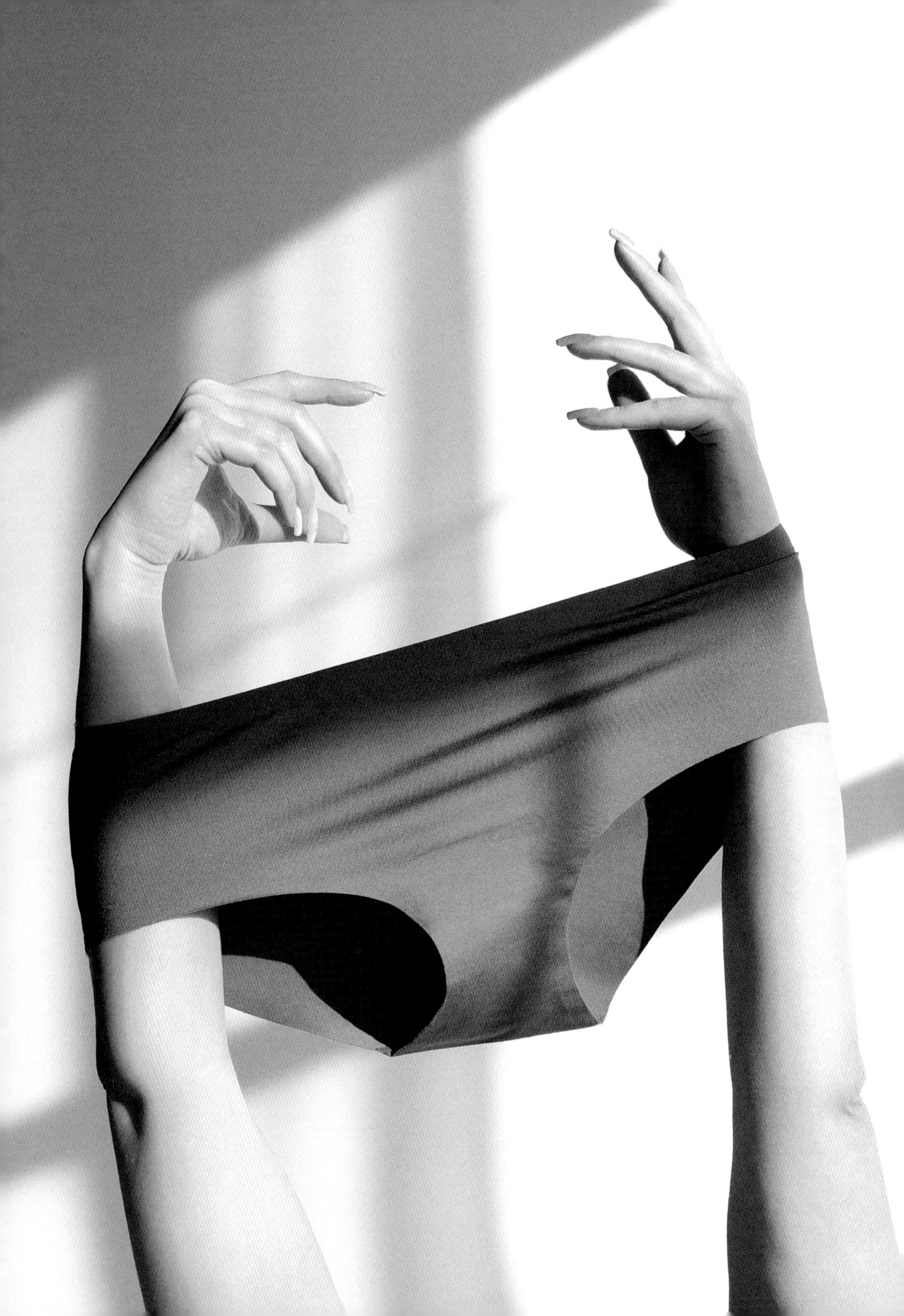

PASS DEIN LEBEN AN DEINEN KÖRPER AN!

LIFESTYLE: WAS HEISST ZYKLISCH LEBEN?

»Warum bist du denn heute so zickig? Hast du etwa deine Tage?« So gut wie jede Frau hat diesen oder einen ähnlichen Satz schon einmal gehört. Unsere Gefühle und Bedürfnisse werden oft auf unsere Hormone reduziert und lächerlich gemacht – so vermeidet man natürlich, sich wirklich damit auseinandersetzen zu müssen. Eine gute Methode, um kritisch denkende Frauen herabzuwürdigen und zum Schweigen zu bringen.

Leider stellen diese Sprüche den weiblichen Zyklus als etwas sehr Negatives dar, dessen Auswirkungen auf den physischen, aber vor allem auch psychischen und emotionalen Zustand einer Frau problematisch sind. Dies führt dazu, dass wir negative Glaubenssätze gegenüber unserem Körper entwickeln: So schämen sich beispielsweise viele Frauen für ihre Periode oder ekeln sich vor ihrem Zervixschleim. Das Konzept des negativen weiblichen Zyklus existiert seit Jahrtausenden.

Von der Gebärmutter ins Gehirn gebissen

Ob bei den alten Ägyptern oder den griechischen Philosophen in der Antike – schon lange sprachen Männer über einen Zustand, den sie »Hysterie« nannten und der in ihren Augen nur Frauen betraf. Sie brachten damit unzählige verschiedene Symptome in Verbindung, die von Angststörungen bis hin zu erotischen Fantasien reichten. Der Philosoph Platon beschrieb die Gebärmutter beispielsweise als Lebewesen, das Kinder zeugen will und innerhalb des Körpers herumirrt, wenn es nicht befruchtet wird. Man ging davon aus, dass der Uterus regelmäßig mit Samen gefüttert werden müsse, da die Gebärmutter sonst zum Herzen und später zum Gehirn aufsteige, sich dort festbeiße und so hysterische Anfälle auslöse.

Heute glaubt glücklicherweise niemand mehr, dass die Gebärmutter ein Lebewesen ist, das uns Frauen ins Gehirn beißt. Aber dank

Forscherinnen wie Louann Brizendine oder Catherine Woolley wissen wir mittlerweile auch, dass weibliche Gehirne anders funktionieren als männliche – und dass der Zyklus unser Gehirn beeinflusst. Brizendine schreibt in ihrem Buch »Das weibliche Gehirn«, dass allein die Hormone prägen, wie wir unsere Welt wahrnehmen. Und diese Wahrnehmung schwankt massiv im Laufe unseres Menstruationszyklus: »Wegen der Schwankungen [...] ist die neurologische Realität einer Frau nicht so konstant wie die eines Mannes. Bei ihm gleicht sie einem Berg, der im Laufe der Jahrhunderte von Gletschern, der Witterung und den tektonischen Bewegungen der Erde unmerklich abgetragen wird. Ihre gleicht eher dem Wetter: Sie ändert sich ständig.«

Mittlerweile wissen wir, dass unser Gehirn kein starres Konstrukt ist, sondern sich innerhalb eines Zyklus um bis zu 25 Prozent verändert.

So haben Forscher des Max-Planck-Instituts beobachtet, dass bei Frauen parallel zum Rhythmus des Östrogenspiegels über ihren Monatszyklus hinweg auch die Struktur ihres Hippocampus variiert. Dieser Teil des Gehirns spielt eine zentrale Rolle für unser Gedächtnis, unsere Stimmung und unsere Emotionen.

Dein Zyklus ist also auch der Taktgeber für dein Gehirn. Je nachdem, in welcher Zyklusphase du dich gerade befindest, hast du unterschiedliche Stärken und Schwächen. Deine Vorlieben und Bedürfnisse, Gefühle und Gedanken werden von den Zyklusphasen beeinflusst. Lange genug haben wir diese Verbindung der Hormone mit unserem physischen, psychischen und emotionalen Zustand ignoriert. Es wird Zeit, dass wir das Ganze endlich zu unserem Vorteil nutzen.

Was passiert im Lauf des Zyklus in unserem Gehirn?

Durch den Anstieg von Östrogen während der Follikelphase wird unser Hippocampus größer und einige unserer geistigen Fähigkeiten klettern nach oben: Wir werden kreativer und haben eine bessere Vorstellungskraft, unsere Erinnerung funktioniert besser und wir können Probleme leichter lösen. Sobald Östrogen und Testosteron in der Eisprungphase ihren Höhepunkt erreichen, werden wir außerdem auch besonders sozial, kommunikativ und selbstbewusst.

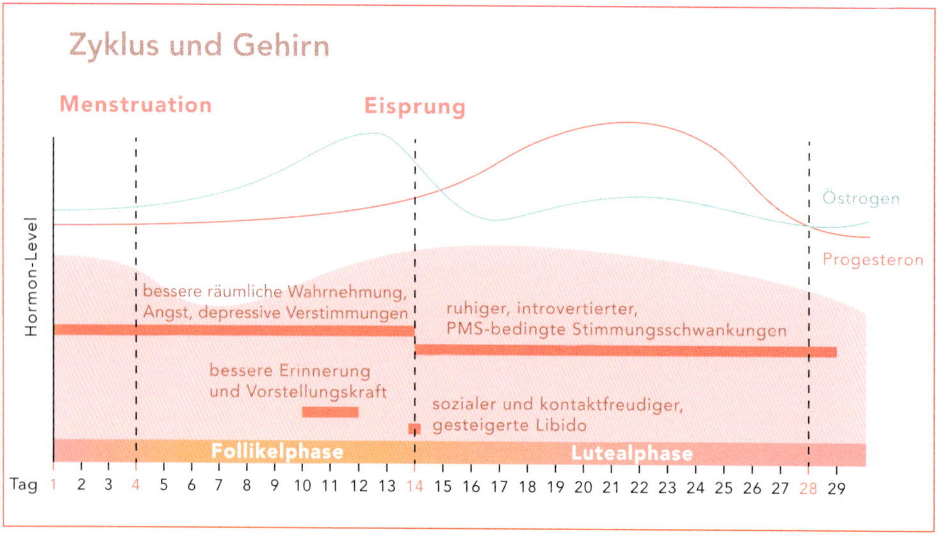

Die Pheromone, die wir zum Zeitpunkt der Eisprungphase ausschütten, lassen uns besonders anziehend und attraktiv auf andere wirken. Das kommt uns gelegen, denn zu dieser Zeit befinden sich unsere Libido und unsere sexuelle Lust auf ihrem Höhepunkt. Durch das Östrogenhoch schüttet unser Körper zudem mehr Serotonin aus, sodass wir uns glücklich und optimistisch fühlen.

Allerdings führt das Hoch unserer Hormone auch dazu, dass andere Fähigkeiten abnehmen: So haben wir in dieser Zeit eine deutliche schlechtere räumliche Vorstellung als während unserer Menstruation.

Nach deinem Eisprung, wenn Östrogen und Serotonin zurückgehen und dem Progesteron die Bühne überlassen, ändern sich deine

Wahrnehmung und deine Bedürfnisse: Dein Fokus wendet sich deiner Innenwelt zu und du wirst deutlich ruhiger. Das ist übrigens auch der Grund, warum ich nichts von der Unterteilung in introvertierte und extrovertierte Personen halte. Denn wir Frauen sind zyklisch bedingt beides: In der ersten Zyklushälfte agieren wir extrovertierter, in der zweiten Zyklushälfte werden wir introvertierter. In der Lutealphase können zudem – bedingt durch PMS – auch am häufigsten Stimmungsschwankungen, schlechte Laune oder Reizbarkeit auftreten.

Mit Einsetzen der Periode fallen unsere Hormone auf ihren Tiefpunkt, was zwar dazu führt, dass wir bei visuell-räumlichen Fähigkeiten ähnlich gut abschneiden wie Männer. Durch den rapiden Abfall können aber psychische Beschwerden auftreten: Einige Frauen erleben in dieser Zeit depressive Verstimmungen, andere haben Probleme mit Angststörungen.

Und wie können wir das Ganze in eine Lebensweise übersetzen, die im Einklang mit dem Zyklus ist? Schauen wir uns die beiden großen Lebensbereiche an: Arbeitsleben und soziales Leben.

Zyklisch durch das Arbeitsleben

Die verschiedenen Stärken und Schwächen unserer vier weiblichen Zyklusphasen können wir ideal in unserer Arbeit nutzen, um das Beste herauszuholen. Wenn du dir bewusst machst, in welcher Phase du dich gerade befindest, kannst du auch das Arbeitsleben darauf abstimmen. Vorausgesetzt natürlich, du hast die Freiheiten, Termine und Projekte selbst etwas mitzubestimmen.

Menstruation

In dieser Phase ist Ruhe essenziell, damit deine Batterien wieder aufgeladen werden. Je mehr Stress du dir machst, desto unangenehmer werden deine Periodenbeschwerden. Versuche deshalb, dir nicht zu viele To-dos aufzuhalsen und lieber einen Gang herunterzuschalten. Deine analytischen Fähigkeiten sind jetzt stark, daher nutze sie, um Zahlen zu tracken, Daten auszuwerten oder Reportings zu verfassen. Hinterfrage Konzepte, Pläne, Ziele oder Abläufe, um herauszufinden, was sich verbessern lässt.

Follikelphase

Hallo, Kreativitätsboost! Jetzt explodierst du nur so vor Ideen und Plänen – perfekt, um zu brainstormen, Probleme zu lösen oder kluge Strategien auszutüfteln. Plane deinen Monat, beginne neue Projekte und arbeite dich in weiterführende Aufgaben ein. Da dein Erinnerungsvermögen jetzt besonders gut funktioniert, freut sich dein Gehirn über Extrafutter. Deshalb ist die Follikelphase der ideale Zeitpunkt für Weiterbildungen oder Workshops.

Eisprungphase

Deine innere Rampensau ist zurück auf der Bühne. Rund um den Eisprung sind deine kommunikativen Fähigkeiten auf dem Höhepunkt. Perfekt, um mit Kunden zu sprechen, Verhandlungen zu führen oder sich bei Vorstellungsgesprächen von der besten Seite zu zeigen.

Du kannst deine sozialen Skills ideal zum Networken einsetzen: Triff dich mit Kolleginnen und Kollegen oder besuche Messen, Tagungen und Networking-Events. Jetzt ist auch ein guter Zeitpunkt, um Vorträge zu halten oder Texte, Blogbeiträge oder Social Media Posts zu verfassen.

Lutealphase

In dieser Phase bereitet sich unser Körper auf eine mögliche Schwangerschaft vor und will daher vorher noch alle wichtigen Dinge erledigen. Das kannst du ideal in deinem Job nutzen: Bringe jetzt wichtige Aufträge oder Projekte zu einem guten Abschluss. Ich nenne diesen Zeitpunkt auch meine Tunnelphase, da ich hier besonders fokussiert an einer Sache arbeiten kann.

Nach unserem Eisprung sind wir auch deutlich weniger euphorisch, sondern blicken kritischer und realistischer auf die Dinge. Das lässt sich nutzen, um Verträge oder Vereinbarungen aufzusetzen und zu überprüfen oder um Texte zu korrigieren.

Soziales Leben im Einklang mit dem Zyklus

Auch im Umgang mit unserem Partner oder unserer Partnerin, mit Familie, Kindern, Freunden, Bekannten und Kollegen erleben wir

Schwankungen. Nicht immer haben wir Lust auf Kontakte und viele Menschen um uns herum. An manchen Tagen sind wir mit uns selbst am zufriedensten und eher auf Rückzug und Einkuscheln gepolt.

Menstruation

Zum Start eines neuen Zyklus ist Self-Care angesagt! Körper, Geist und Seele müssen sich von den vielen Erlebnissen, Aufgaben und Eindrücken deines letzten Zyklus erholen, damit du neue Kraft für den nächsten Zyklus sammeln kannst. Deswegen mache jetzt nur das, was dir am besten tut: Lies einen schönen Roman, lass dich von deinem Partner oder deiner Partnerin massieren oder kuschle dich mit einer Wärmflasche und deiner besten Freundin zu Hause ein und veranstalte einen Netflix-Marathon. Mach dich – so gut es geht – frei von Druck, denn du allein entscheidest, was dein Körper jetzt braucht!

Einige Frauen haben in dieser Phase auch Lust auf Sex, da der Uterus etwas an Volumen gewinnt und stärker auf die genitale Struktur drückt. Allerdings fühlen sich viele beim Periodensex unwohl. Hier hilft es, ausführlich mit deinem Partner oder deiner Partnerin über deine Bedenken zu sprechen und vielleicht zu Beginn mit einem Softtampon zu starten. Diese lassen sich während des Sex tragen und halten das Periodenblut zurück. Aber auch Selbstbefriedigung ist eine wunderbare Alternative. Egal, welche Variante du bevorzugst – Sex und Orgasmen können dir dabei helfen, Krämpfe und Periodenschmerzen in dieser Phase zu reduzieren.

Follikelphase

Deine Energie und deine Unternehmungslust kehren in diesen Tagen langsam wieder zurück. Vielen Frauen tut es in der Phase gut, neue Dinge auszuprobieren: Unternimm einen Ausflug, besuch eine spannende Ausstellung oder ein Theaterstück oder mach endlich den Koch- oder Töpferkurs, der dich schon so lange interessiert. Schreib einen Roman oder versuch dich als Malerin – nur: Lass deine Kreativität raus! Auch die Libido meldet sich in dieser Phase bei den meisten langsam wieder zurück. Gönn dir ein ausgiebiges Vorspiel oder probiere etwas Neues aus!

Eisprungphase

Dein Östrogen erreicht seinen Höhepunkt und sorgt dafür, dass du dich extrovertierter denn je fühlst. Du strotzt nur so vor Selbstbewusstsein und Stärke – daher ist die Eisprungphase der beste Zeitpunkt für Verabredungen: Egal, ob erstes Kennenlernen oder Dinner Date mit deinem Ehepartner – nutze deine Ausstrahlung und deine Pheromone, um alle Menschen vom Hocker zu hauen! Veranstalte oder besuche Partys, triff dich mit Freunden zum Ausgehen und Tanzen. Deine Lust auf Sex schießt nach oben und schenkt dir extra schnelle Erregbarkeit und tolle Orgasmen.

Lutealphase

Nach dieser wilden Eisprungphase brauchen wir in der Lutealphase deutlich mehr Ruhe und Zeit für uns selbst – die Batterien müssen schließlich wieder aufgeladen werden. Kommen wir diesem Bedürfnis nicht nach, hebt das unser Stresslevel, das in der Lutealphase sowieso schon recht hoch ist, noch weiter nach oben. Das kann schnell zu einem Progesteronmangel und demzufolge auch zu PMS führen, was unsere physische, psychische und emotionale Gesundheit in der Lutealphase stärker belastet.

Viele Frauen haben in der Lutealphase einen starken Nestbautrieb, was dazu führt, dass wir uns in häuslichen Aufgaben besonders wohlfühlen: Räume mal wieder gründlich auf, dekoriere die Zimmer um oder koch mit deinem Lieblingsmenschen ein schönes Dinner. Deine Lust auf Sex geht wieder zurück, deswegen nimm dir beim Liebesspiel Zeit. Lass dich vorher ausgiebig massieren und hilf bei trockener Scheide mit etwas Gleitgel nach.

Wenn du sowohl in deinem Arbeitsleben als auch in deinem sozialen Leben den Zyklus stärker in deinen Alltag einbeziehst, wirst du merken, wie viel leichter dein Leben wird. Du kämpfst nicht mehr gegen ihn an, sondern lässt ihn – getreu seiner zyklischen Natur – endlich fließen. Diese Herangehensweise kann nicht nur im Alltag helfen, sondern auch, wenn es um das Thema Sport geht, wie du auf den nächsten Seiten erfährst.

BEWEGUNG: TRAINIERE KLÜGER STATT HÄRTER

Frauen sind keine kleinen Männer! Auch wenn bis vor kurzem in der Welt des Sports wenig Unterschiede zwischen Männern und Frauen gemacht worden sind, beginnt sich diese Erkenntnis langsam endlich dort ebenfalls zu verbreiten. Statt die Ergebnisse von Untersuchungen, die man mit männlichen Probanden durchgeführt hat, einfach auf Frauen zu übertragen, erkennen immer mehr Sportlerinnen und Trainerinnen, dass sie ihren Zyklus nicht länger ignorieren sollten, sondern im Einklang mit ihm arbeiten und trainieren müssen.

Eine dieser Frauen ist die britische Sportwissenschaftlerin Georgie Bruinvels. Mit ihrem zyklischen Training coachte sie die US-Frauenfußballerinnen zur Weltmeisterschaft und nahm danach britische Tennisspielerinnen unter ihre Fittiche. Laut ihr hat es Vorteile, das Training an den Zyklusphasen zu orientieren. Dabei wird eine Zyklushälfte als Aufbauphase und die andere als Erhaltungsphase betrachtet. Zur Aufbauphase gehören die Follikel- und Eisprungphase, während die Lutealphase und Menstruation die Erhaltungsphase darstellen.

Mehr ist nicht gleich mehr

Vielleicht kennst du das ja aus eigener Erfahrung: An einigen Tagen scheinst du schier vor Energie nur so zu bersten, könntest Bäume ausreißen und rockst deine Work-outs. An anderen Tagen wiederum fühlt sich dein Training wie eine Pein an – mit Müh und Not ziehst du es durch und bist danach komplett fix und fertig. Einige Frauen treiben den gesamten Monat über sehr viel Sport, nehmen aber trotzdem kaum ab. Das liegt daran, dass unser Körper in den Zyklusphasen unterschiedlich auf die Trainingsreize reagiert. Ist unser Work-out am falschen Zeitpunkt im Zyklus zu hart, kann das sogar dazu führen, dass der Körper mehr Muskeln abbaut und gleichzeitig mehr Fett speichert. So scheitert dein Abnehmversuch jedes Mal aufs Neue.

Statt härter dürfen wir Frauen klüger trainieren! Denn wenn wir die zyklischen Schwankungen unseres Körpers in das Training mit einbeziehen, können wir schneller unser Ziel erreichen – egal, ob es abnehmen, Muskeln aufbauen oder allgemein fitter werden lautet.

Es ist eine Tatsache, dass der Anstieg und Abfall deiner Hormone mehr beeinflusst als nur die Menstruation. Dein Zyklus wirkt sich auf den Stoffwechsel während deines Trainings aus und darauf, wie schnell er Muskeln aufbaut, sich regeneriert und sogar, auf welche Energiequellen der Körper als Brennstoff zurückgreift. Wie also passt du dein Training am besten an deinen Zyklus an? Gehen wir die vier Zyklusphasen einmal im Einzelnen durch:

Training während deiner Periode

Während der ersten Tage der Periode fühlen sich viele Frauen müde und erschöpft – kein Wunder, der Körper hat jede Menge mit dem Kraftakt zu tun, die Gebärmutterschleimhaut abzustoßen. Allerdings hilft Sport auch einigen, Krämpfe und andere Beschwerden während der Menstruation zu lockern. Will heißen: Du entscheidest, ob du Sport machen oder dich lieber auf der Couch ausruhen möchtest.

Rein hormonell betrachtet, kannst du auch während der Periode ein gutes Training absolvieren, solange du keine starken Beschwerden wie Krämpfe hast. Schließlich ist in dieser Phase die Möglichkeit einer Schwangerschaft ausgeschlossen und dein Körper geht in einen entspannteren Modus über. Die Energiesysteme, die während deiner Lutealphase alles für eine potenzielle Schwangerschaft vorbereiteten, stehen dir jetzt für körperliche Aktivitäten zur Verfügung.

Wenn du also Lust auf Bewegung und Sport hast, nutze am besten Übungen, die du kennst. Jetzt ist nicht die Zeit, neue Belastungen zu testen. Auch deine Koordination und deine Geschicklichkeit sind in dieser Phase etwas schlechter als sonst. Anders als in den Phasen zuvor sind während der Periode vor und nach dem Training Kohlenhydrate wichtig, damit du genügend Energie fürs Work-out hast.

Training während deiner Follikelphase

So merkwürdig es auch klingen mag: Am Ende der Periode und zu Beginn der Follikelphase gleicht dein Körper am ehesten dem eines Mannes – denn deine weiblichen Sexualhormone sind alle noch sehr niedrig. Während dieser Phase bist du auch deutlich stärker, spürst weniger Schmerzen und dein Körper kann sich schneller wieder erholen. Daher ist jetzt ein guter Zeitpunkt für stärkere Trainingsanreize. Kurze, aber intensive Trainingsintervalle wie sie beim HIIT (High Intensity Intervall Training) eingesetzt werden, sind jetzt perfekt.

Frauen, die einen sehr langen und unregelmäßigen Zyklus oder Probleme mit einer ausbleibenden Periode haben, können beckenbasierte Workouts in ihre Follikelphase einbauen, um die Durchblutung in diesem Bereich zu verbessern und so auch den Eisprung zu fördern. Ideal dafür sind Tanzsportarten wie Salsa oder Merengue, insbesondere aber Bauchtanz. Doch auch Hula-Hoop, ein Sport, der sich in letzter Zeit steigender Beliebtheit erfreut, ist perfekt, um die Durchblutung deines Beckens zu verbessern. Durch die schnellere Regeneration verträgt dein Körper jetzt mehr Trainingseinheiten als zu anderen Zeitpunkten. Daher ist dies der perfekte Zeitpunkt, wenn du abnehmen oder Muskelmasse aufbauen möchtest.

Training während deiner Eisprungphase

Dein Testosteronspiegel schießt während deiner Eisprungphase nach oben – und das gibt deinem Work-out einen richtig tollen Boost: Du fühlst dich stark und energetisch. Dein Körper passt sich schneller an intensive Trainingsreize an, daher ist jetzt ein guter Zeitpunkt für intensives Krafttraining. Jedoch auch explosive Einheiten wie Sprinttraining oder Sprünge sind für die Eisprungphase sehr gut geeignet. Gut möglich, dass du jetzt sogar eine neue Bestleistung aufstellst!

Dein hoher Östrogenspiegel sorgt außerdem dafür, dass dein Körper Glykogen spart (die Speicherform von Kohlenhydraten) und stattdessen für die Energiegewinnung auf Fett zurückgreift. Dadurch ist dein Körper ausdauernder und hält bei langen Cardio-Einheiten besser durch. Das kannst du nutzen, indem du die nächste Joggingrunde oder deine Spinning-Class in die Eisprungphase legst.

Aber Achtung: Der hohe Östrogenspiegel wirkt gleichzeitig dem Testosteron etwas entgegen, da es den Muskelaufbau erschwert. Darum gönne dir nach dem Training eine ordentliche Dosis Protein (am besten in Form eines Shakes), um den Muskelaufbau zu fördern.

Training während deiner Lutealphase

Das Progesteron, das in deiner Lutealphase den Zyklus regiert, ist kein Verbündeter in Sachen Sport. Im Gegenteil: Progesteron kurbelt den Katabolismus, also den Abbau von Muskelgewebe, an. Dadurch baut dein Körper in der Lutealphase bei starken Anstrengungen eher Muskeln ab – du erreichst also mit intensiven Work-outs in dieser Phase das Gegenteil von dem, was du eigentlich willst.

Deswegen ist es jetzt sinnvoll, die Intensität deines Trainings zu reduzieren und eher längere Einheiten zu machen. Krafttraining mit wenig Gewicht oder Ausdauersportarten wie Schwimmen oder Walken mit moderater Geschwindigkeit sind jetzt gut geeignet. In dieser Zeit kann dein zentrales Nervensystem leichter ermüden, was dazu führen kann, dass sich dein Training anstrengender als sonst anfühlt.

Generell solltest du aber trotzdem vor Sport in der Lutealphase nicht zurückschrecken. Denn dieser kann eine antientzündliche Wirkung haben und schüttet Endorphine aus – was besonders hilfreich ist, wenn du mit PMS-Problemen kämpfst. Die Lutealphase ist auch ein guter Zeitpunkt, um deine Flexibilität zu verbessern – darum bieten sich Yoga und Pilates jetzt besonders an.

Bitte beachte: Während der Lutealphase benötigt dein Stoffwechsel mehr Zeit zur Erholung. Du kannst deine Regeneration und deinen Muskelaufbau – ähnlich wie in der Eisprungphase – auch in dieser Zyklusphase dadurch unterstützen, dass du nach dem Training einen Eiweißshake trinkst. Denn dieser hilft dem Körper dabei, Muskeln wieder aufzubauen und die Signale zu reduzieren, die dem Körper sagen, er solle Fett speichern.

Sportarten passend zu den Zyklusphasen

- Menstruation: Progressive Muskelentspannung, Yin Yoga, slow Cardio-Training (z.B. langsames Steppen, Walken, Gymnastik)

- Follikelphase: HIIT, dynamisches Krafttraining, Lateinamerikanischer Tanz, Bauchtanz, Hula-Hoop, Aerobic
- Eisprungphase: Sprint-Training, HIIT, Kickboxen, Spinning, Joggen, Zirkeltraining
- Lutealphase: Yoga, Pilates, Ballett, Walken, Schwimmen, statisches Krafttraining

Hilfe, ich will kein Muskelpaket werden!

Einige Frauen schrecken vor Krafttraining zurück aus Angst, zu muskulös und damit zu maskulin zu werden. Deswegen aber auf Krafttraining zu verzichten, wäre sehr schade, denn dieses unterstützt eine gesunde Hormonproduktion und stärkt die weibliche Knochenstruktur. Das ist besonders wichtig, wenn es in Richtung Menopause geht und die Knochendichte von Frauen abnimmt. Je mehr du zuvor deine Knochendichte gestärkt hast, desto besser. Daneben kurbelt das Krafttraining die Fettverbrennung stärker und langfristiger als Cardio-Training an, weshalb es ein wichtiger Baustein ist, wenn du mithilfe von Sport abnehmen möchtest. Um einen zu großen Muskelaufbau zu vermeiden, gibt es einen Trick: Mache deine Kraftübungen mit schweren Gewichten und wenigen Wiederholungen. So erhöhst du die Anzahl deiner Muskelfasern, vermeidest aber gleichzeitig, dass deine Muskeln größer werden. Die Muskeln können stärker und kraftvoller arbeiten bei gleichzeitig weniger Muskelmasse.

UMWELT: SCHADSTOFFE LAUERN ÜBERALL

Sie stecken in Shampoo, Putzmittel und Plastikverpackungen. Ohne dass wir es merken, dringen sie in die Körper ein und lassen die Hormone aus der Bahn geraten. Die Rede ist von den sogenannten endokrinen Disruptoren. Das sind Umweltgifte und Schadstoffe, die unsere hormonelle Aktivität stören und einige Hormone sogar nachahmen. Somit denkt dein Hormonsystem fälschlicherweise, es müsste mehr von den einen Hormonen und weniger von den anderen ausschütten. Diese hormonellen Veränderungen können zahlreiche Folgen nach sich ziehen: von unregelmäßiger Menstruation, Zysten oder Myomen über Hautunreinheiten, Kopfschmerzen oder Müdigkeit bis hin zu Fruchtbarkeitsstörungen oder Geburtsfehlern.

Laut Weltgesundheitsorganisation (WHO) kennt man aktuell etwa 800 Substanzen, bei welchen man nachweisen konnte oder zumindest einen starken Verdacht hat, dass sie einen ungünstigen Einfluss auf unseren Hormonhaushalt haben.

Das Problem besteht darin, dass wir diesen Schadstoffen täglich ausgesetzt sind, die meisten das aber nicht einmal wissen. Denn nicht immer spüren wir die Auswirkungen von endokrinen Disruptoren sofort, doch langfristig betrachtet können sie uns sehr krank machen.

Welche Stoffe sind endokrine Disruptoren und wie kann ich sie meiden?

Allein wenn du morgens aufstehst und in dein Bad marschierst, begegnest du einer Vielzahl hormonstörender Chemikalien: Phthalate,

Parabene, Resorcin, Triclosan, Polyethylenglykole oder manche UV-Filter sind nur einige der Substanzen, die unser sensibles hormonelles Gefüge stören können. Sie kommen vor allem in Kosmetik und Körperpflegeprodukten vor, etwa in Parfüm, Eau de Toilette, Deodorants, Rasierwasser, Nagellack, Seifen, Zahnpasta, Sonnencreme, Haarconditionern, Haarsprays und Haarfärbemitteln, aber auch in Wasch- oder Putzmitteln.

Vielleicht denkst du dir jetzt: »Okay, aber schaden mir diese Substanzen nicht nur, wenn ich sie in großen Mengen aufnehme?« Dann lass uns mal auf deinen Start in den Tag blicken: Du putzt als Erstes deine Zähne mit einer Zahnpasta, die Triclosan enthält. Danach springst du unter die Dusche und wäscht deinen Körper mit einem Duschgel, in dem Parabene stecken, und deine Haare mit einem Shampoo, das ebenfalls voller Parabene sowie synthetischer Duftstoffe ist. Du trocknest dich ab und cremst dich anschließend mit einer Bodylotion ein, in der sich Polyethylenglykole und chemisch verwandte Stoffe (PEG) befinden. Es folgt aluminiumhaltiges Deodorant und Parfüm mit synthetischen Duftstoffen. Vielleicht benutzt du auch noch Gesichtsseren, Cremes oder Make-up, wodurch noch mehr endokrine Disruptoren auf deiner Haut landen. Dein Tag hat noch nicht einmal richtig begonnen und schon kämpft dein System mit einer Überlast an hormonstörenden Stoffen – da scheint es kein Wunder mehr, dass so viele Frauen mit Hormonproblemen zu kämpfen haben.

Deswegen musst du jetzt natürlich nicht sofort all deine Pflegeprodukte oder Reinigungsmittel in den Müll werfen. Auch ich habe noch Pflegeprodukte in der Verwendung, die nicht ideal sind. Mein Credo lautet: Nach und nach austauschen. Brauche deine Produkte in Ruhe auf, aber kaufe dann nicht das Gleiche wieder, sondern probiere stattdessen einmal eine hormonfreundliche Alternative.

Es geht dabei nicht darum, perfekt zu sein – sondern vor allem darum, dass du ein Bewusstsein für die Problematik entwickelst und an den Stellen, an denen es dir leichtfällt, auf saubere Produkte umsteigst. Nachfolgend gebe ich dir ein paar Tipps für die drei Hauptbereiche, in denen uns oft endokrine Disruptoren begegnen können: in Kosmetika, Reinigungsmitteln, Wasser und Lebensmitteln.

Kosmetik- und Pflegeprodukte

Wenn beispielsweise dein Nagellack, deine Gesichtscreme oder dein Haarshampoo leer werden, kaufe das gleiche Produkt nicht mehr nach, sondern ersetze es gegen eine neue, nicht-toxische Variante. Da auch die Industrie das Thema erkannt hat, gibt es glücklicherweise von Jahr zu Jahr mehr hormonfreundliche Kosmetika auf dem Markt.

- Lies die Inhaltsstoffe deiner Pflege- und Kosmetikprodukte genau durch und halte Ausschau nach hormonstörenden Inhaltsstoffen. Hierbei können Apps wie »Codecheck« oder »Toxfox« eine tolle Unterstützung bieten.
- Kaufe cleane Beauty-Brands oder setze auf Naturkosmetik. Mittlerweile gibt es auch viele Onlinehändler, die sich auf das Thema spezialisiert haben und nur Marken anbieten, die auf potenziell kritische Inhaltsstoffe verzichten.
- Frage bei deiner Kosmetikerin oder deinem Friseur nach, welche Produkte verwendet werden, und wechsle gegebenenfalls zu einem Salon, der bewusst auf natürliche Pflegeprodukte setzt.
- Achte besonders bei Periodenprodukten auf Qualität: Kaufe nur Bio-Tampons und Bio-Binden, die frei von Chemikalien und Pestiziden und möglichst nicht in Plastik eingepackt sind – oder steige gleich auf Menstruationstasse oder -unterwäsche um.

Reinigungsmittel und Haushaltswaren

Sogar in deinem Zuhause tauchen an einigen Stellen hormonstörende Stoffe auf. Das kannst du dagegen unternehmen:

- Nutze zum Putzen möglichst viele natürliche Mittel statt chemischer Keulen, zum Beispiel Essigessenz, Zitronensäure, Kartoffelstärke, Natron oder Schmierseife. Wenn du trotzdem Reinigungsmittel aus dem Handel bevorzugst, greife am besten zu ökologischen Produkten. Diese reinigen mit Tensiden auf der Grundlage natürlicher Fette und Zucker. Sie enthalten keine synthetischen Duft-, Farb- und Konservierungsstoffe.
- Tausche auch aufgebrauchtes Spül- und Waschmittel gegen ökologische, pflanzenbasierte und biologisch abbaubare Produkte. Dafür musst du glücklicherweise nicht mehr die Öko-Onlineshops plün-

dern, denn mittlerweile bekommst du in jedem Drogerie- und Supermarkt ökologische, nicht-toxische Varianten.

- Verzichte auf synthetische Duftsprays und Lufterfrischer, denn auch sie können gesundheitsgefährdende Stoffe enthalten. Kaufe dir lieber eine Duftöllampe und sorge mit ökologischen ätherischen Ölen (z. B. von Farfalla oder Primavera) für einen angenehmen Raumduft.
- Sage deinen Aufbewahrungsboxen aus Plastik Lebewohl – darin kann nämlich der hormonstörende chemische Weichmacher Bisphenol A (BPA) vorkommen. BPA ist ebenfalls ein endokriner Disruptor. Zwar ist BPA-freies Plastik besser, aber ich empfehle dir, vor allem bei der Aufbewahrung von Lebensmitteln am besten auf Boxen aus Glas oder Edelstahl zu setzen. Oder du wäschst alte Einmachgläser einfach aus und nutzt sie danach als Behälter, statt sie in den Glascontainer zu werfen.
- Kaufe Eingekochtes möglichst nicht in Dosen, da sich auch darin hormonstörende Stoffe verbergen können. Setze lieber auf Glasverpackungen oder kaufe beispielsweise Hülsenfrüchte in getrockneter Form im Unverpacktladen.
- Vermeide Teflon-Pfannen und -Töpfe: Der enthaltene Kunststoff PTFE (Polytetrafluorethylen), der im Kochgeschirr wegen seiner Antihaft-Eigenschaft verwendet wird, kann den Hormonhaushalt ebenfalls beeinflussen. Bessere Alternativen sind unbeschichtete Pfannen aus Edelstahl oder Gusseisen. Gusseisenpfannen können nach dem Einbrennen und bei richtiger Pflege ebenfalls einen ähnlich guten Antihaft-Effekt aufweisen. Auch Emaille oder Keramik sind eine mögliche Alternative, allerdings kann bei Keramikpfannen die Antihaft-Wirkung nachlassen.
- Verzichte auf Plastiktüten beim Einkaufen und bringe stattdessen wie schon unsere Großmütter deine eigenen Einkaufstaschen oder -netze aus Stoff mit. Verzichte auf den Kassenzettel, da er leider nicht allein aus Papier besteht, sondern ebenfalls gesundheitsschädliche Stoffe enthält. Allein durch die Berührung mit dem Zettel können die Schadstoffe in unseren Körper gelangen – das gilt übrigens auch für Fahrkarten, Parktickets und Kontoauszüge!

- Verpacke offene Lebensmittel nicht in Frischhaltefolie aus Kunststoff, sondern verwende stattdessen besser Wachstücher. Diese bekommst du in nachhaltigen Onlineshops, aber teilweise auch schon im Handel. Wenn du möchtest, kannst du sie zudem ganz einfach selbst aus Stoffresten und beispielsweise Rapswachs herstellen. Wachstücher sind abwaschbar, wiederverwendbar und dadurch super nachhaltig. Anleitungen dafür findest du im Internet.

Wasser und Lebensmittel

Damit aber nicht genug. Leider können auch durch das, was wir Tag für Tag essen und trinken, endokrine Disruptoren in unsere Körper gelangen. Allerdings gibt es hier ebenfalls einige Stellschrauben, an denen du drehen kannst, um die Hormonstörer aus deinem Stoffwechsel fernzuhalten:

- Kaufe deine Lebensmittel möglichst in Bio-Qualität. Bei einer Untersuchung des Landes Baden-Württemberg zeigte sich, dass drei Viertel der konventionellen Lebensmittel pestizidbelastet sind, Obst und Gemüse aus dem Ausland sogar oft mehrfach, dabei überschreiten einzelne Werte die festgelegten EU-Höchstmengen.
- Wasche alle Lebensmittel vor dem Essen gründlich ab. Nach einem Großeinkauf gönne ich meinem Obst und Gemüse daher ein Essigbad: Ich fülle die Spüle mit kaltem Wasser und 250 Milliliter Essigessenz, lasse Obst und Gemüse 15 Minuten darin schwimmen und spüle es danach gründlich mit klarem Wasser ab.
- Nutze einen Wasserfilter – und zwar einen Aktivkohle-Filter, der direkt an deinen Wasserhahn angeschlossen wird. Er filtert mögliche Hormone, Herbizide, Pestizide und Medikamentenrückstände aus dem Wasser heraus, für die es noch keine ausreichenden Grenzwerte gibt und die dementsprechend oft nicht vollständig aus unserem Wasser entfernt werden.

Die gute Nachricht: Da immer mehr Menschen auf die Inhaltsstoffe der Waren achten, die sie kaufen, gibt es auch immer mehr Hersteller, die komplett auf hormonfreundliche Produkte setzen oder zumindest Alternativen zu ihrem konventionellen Portfolio anbieten. Die Auswahl wächst also und wird auch in Zukunft immer weiterwachsen.

STRESS: DER FEIND DEINER HORMONBALANCE

Kommen wir nun zu einem Punkt, der unseren Zyklus massiv stören kann, jedoch leider heutzutage immer noch von vielen Frauen extrem unterschätzt wird: Stress. Wenn du über längere Zeit sehr gestresst bist, ist es unmöglich, dass dein Körper gesund bleibt. Auch mit noch so gesundem Zyklusfood kommst du gegen Dauerstress nicht an.

So wird Stress zum Auslöser für viele Krankheiten. Er raubt uns Mikronährstoffe, schlägt uns auf die Verdauung, verursacht Gewichtsprobleme (vor allem in der Bauchgegend), führt zu Migräne, Spannungskopfschmerzen, Schlafstörungen und schwächt unser Immunsystem. Stress verstärkt Zyklusstörungen, PMS, Regelbeschwerden und führt zu sexueller Unlust.

Stress hat viele Gesichter

Mittlerweile haben wir uns im Alltag so sehr an Stress gewohnt, dass wir ihn oft nicht einmal mehr bemerken. Das macht es umso schwerer, dagegen anzusteuern. Gerade Frauen neigen häufig dazu, den Stress, den sie erleben, herunterzuspielen und als »normal« abzuheften. Sehen wir uns die drei verschiedenen Formen an, in denen Stress auftreten und unseren Körper beeinflussen kann:

Von physischem Stress sprechen wir bei Krankheiten, Verletzungen, schlechter Ernährung, Schadstoffbelastung, extremen Temperaturen, Medikamenten, Operationen, Jetlag, Schlafmangel, Drogen und anderen Rauschmitteln.

Mentaler Stress umfasst Symptome wie Isolation, Zeitdruck, Unsicherheit, Kontrollverlust, Arbeitslosigkeit, beruflicher Druck oder Beziehungsprobleme.

Schließlich spüren wir emotionalen Stress in Phasen von Trauer, Sorgen, Ärger, Wut, Angst, Hoffnungslosigkeit, Enttäuschung, Langeweile, Unsicherheit, Paranoia oder Scheitern.

Der Körper schaltet in den Überlebenskampf

Aber was passiert überhaupt in deinem Körper, wenn du dich gestresst fühlst? In diesem Fall geht dein Körper in den Angriffs- oder Fluchtmodus über – ein Überbleibsel aus der Steinzeit. Damals mussten wir vor dem Säbelzahntiger um unser Leben rennen. Heute ist der Streit mit dem Partner oder der Ärger mit der Chefin zwar anstrengend, aber nicht lebensbedrohlich. Nur: Unser Körper unterscheidet das nicht und schaltet daher immer in den Überlebenskampf. Adrenalin und Cortisol werden ausgeschüttet, während Immunsystem, Verdauung und Fortpflanzung herunterfahren. In einer Not- oder Prüfungssituation mag das ideal sein. Wenn du aber durchgehend gestresst bist – und sei es nur wegen Kleinigkeiten –, hat der Körper nie die Chance, sich zu entspannen.

Deine Nebennieren, die immer neues Stresshormon Cortisol nachproduzieren müssen, sind irgendwann komplett erschöpft. Um sie zu entlasten, kann es sein, dass die Schilddrüse den Stoffwechsel herunterfährt und du Symptome einer Schilddrüsenunterfunktion erlebst, obwohl deine Schilddrüse eigentlich noch völlig normal funktioniert. Im schlimmsten Fall können erschöpfte Nebennieren in einem Burnout gipfeln. Dann geht nichts mehr: Du fühlst dich im wahrsten Sinne des Wortes ausgebrannt und leer, deine Motivation ist völlig verschwunden und es fällt dir schwer, morgens überhaupt noch aus dem Bett zu kommen und aufzustehen.

Stress fördert Entzündungen und bremst Progesteron

Bei starkem Stress sind auch der Blutzuckerspiegel und der Blutdruck dauerhaft erhöht, was zu chronischen Entzündungen führen kann. Und die wiederum sind eine der Hauptursachen für hormonelle Beschwerden. Damit noch nicht genug: Stress entzieht dir außerdem die »Glückshormone« Serotonin und Dopamin und sorgt so dafür, dass deine Stimmung in den Keller rauscht.

Ein weiteres Problem besteht darin, dass zu viel Stress bei Frauen einen Progesteronmangel hervorrufen kann. Zur Erinnerung: Die Hormone Progesteron und Cortisol teilen sich das Vorgängerhormon

Pregnenolon. Je nachdem, wie es dem weiblichen Körper geht, entscheidet er, ob er aus Pregnenolon das Progesteron baut oder das Cortisol. Bist du gestresst, wird sich der Körper immer für Cortisol entscheiden, weil er befürchtet, dass es um Leben und Tod geht. So bleibt die Progesteronproduktion auf der Strecke – und du leidest unter einer unangenehmen Lutealphase mit Stimmungsschwankungen, Reizbarkeit und noch vielen weiteren PMS-Problemen.

Normalerweise sollte dein Cortisolspiegel morgens am höchsten sein, damit du gut aus dem Bett kommst, und in Richtung Abend abfallen, damit du entspannt einschläfst. Ist dein Cortisol aber durch Dauerstress außer Kontrolle geraten, wird sich das Ganze bei dir

Stress muss nicht immer negativ sein!

Es gibt auch positiven Stress, der Menschen antreibt, sie über sich hinauswachsen lässt und inspiriert. Oft ist das Ganze eine Frage des richtigen Mindsets: Wir selbst können entscheiden, wie wir mit Stress umgehen. Deshalb frage dich bei Schwierigkeiten immer: Was sind die Dinge in deinem Leben, die du vielleicht nicht kontrollieren, aber dafür loslassen kannst? Und was kannst du Positives aus dieser Situation mitnehmen und lernen? Allein durch eine solche positive Herangehensweise wirkt sich dein Stress weniger problematisch auf den Körper aus. Daher versuche, wann immer möglich, deine Reaktion auf Stress zu kontrollieren und gegebenenfalls umzulenken.

drehen: Abends fährst du einfach nicht runter, sondern bist überdreht, hellwach und kämpfst vielleicht mit kreisenden Gedanken, weil das Cortisol dein Schlafhormon Melatonin reduziert. Morgens wiederum fühlst du dich so müde und erschlagen, dass du kaum aufstehen kannst. Auch tagsüber kommst du nur schwer in die Gänge und würdest dich mittags am liebsten hinlegen und schlafen. Diese Reaktion ist ein Versuch deines Körpers, dich dazu zu bringen, dich auszuruhen, damit du dich endlich erholst und der Cortisolspiegel sich wieder auf einem normalen Niveau einpendelt.

Gesunde und ungesunde Cortisolkurve

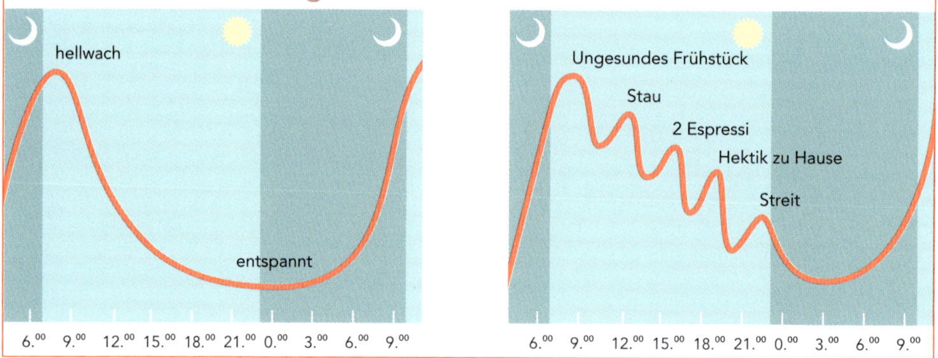

Problemlöser Schlaf

»Schlaf dich aus!« Oft schon haben wir diesen Satz gehört oder vielleicht auch selbst zu anderen gesagt – aber haben wir ihn jemals ernst genommen? Genauso wie wir den negativen Einfluss von Stress regelmäßig unterschätzen, so unterschätzen wir auch den extrem positiven Einfluss von Schlaf. Denn tatsächlich ist dies das Beste, was du bei Stress tun kannst. Schlaf wirkt wahre Wunder: Während du schläfst, regeneriert und repariert sich der Körper selbst. Der Cortisolspiegel stabilisiert sich, während das Schlafhormon Melatonin die Entzündungen reduziert. Deine Energiespeicher werden aufgefüllt, Wachstumshormon wird ausgeschüttet, das deine Zellen reinigt, und die Insulinsensitivität wird verbessert. Das sollte dazu führen, dass du fit und energiegeladen aufwachst und bereit bist, den Tag in Angriff zu nehmen. Mindestens 7 bis 8 Stunden Schlaf solltest du deinem Körper schenken, damit all diese gesundheitsförderlichen Vorgänge auch problemlos ablaufen können.

Schläfst du dagegen nicht genügend, kann das auf lange Sicht zu depressiven Verstimmungen, Angst, Energielosigkeit, einem geschwächten Immunsystem oder Heißhungerattacken führen. Und es schadet natürlich auch deinem hormonellen Gleichgewicht. Schlaf ist also ein essenzieller Baustein für die hormonelle Gesundheit.

Neben dem Schlaf gibt es aber noch weitere Möglichkeiten, den Stress abzubauen und die Erholung zu fördern. Eine besondere Rolle kommt hier dem Oxytocin zu. Das Hormon, das dir vielleicht auch als Kuschelhormon bekannt ist, hat nämlich eine Superkraft: Es kann Stress abbauen. Und das Beste? Du kannst die Ausschüttung dieses Hormons sogar selbst anregen. Denn Oxytocin wird durch Sex, Streicheln und Kuscheln freigesetzt. Dafür musst du nicht einmal mit einem Partner oder einer Partnerin kuscheln – selbst beim Knuddeln deines Haustiers schüttet dein Gehirn bereits Oxytocin aus. Eine weitere Möglichkeit sind gute Gespräche: Studien haben gezeigt, dass Frauen auch beim Reden mit vertrauten Personen eine beträchtliche Menge dieses hilfreichen Hormons produzieren.

Du willst bei Stress nicht kuscheln und auch nicht reden? Dann versuch es einmal mit atmen. Ja, du hast richtig gehört! Mit der Atmung können wir Einfluss auf unser Nervensystem nehmen und es entspannen. Folgende Atemtechnik funktioniert besonders gut: Atme 4 Takte durch die Nase ein, halte dann die Luft 7 Takte an. Anschließend atmest du 8 Takte lang hörbar durch den Mund wieder aus. Dieses 4-7-8-Muster wiederholst du so lange, bis deine Anspannung nachlässt und du dich weniger gestresst fühlst.

Wenn du möchtest, kannst du es auch mit Meditation versuchen. Keine Sorge, falls du anfangs dabei unruhig bist und tausend Gedanken durch deinen Kopf schießen – das ist völlig normal. Sei lieber achtsam als perfekt und beobachte einfach mal nur, welche Gedanken beim Meditieren so aufploppen. Zu Beginn reicht es, wenn du ganz langsam anfängst und nur 5 Minuten am Tag meditierst. Dies kannst du alle 2 Wochen um 5 Minuten steigern, bis du schließlich das Endziel von 45 Minuten täglich erreichst. Mittlerweile gibt es viele tolle Apps, die dich beim Meditieren unterstützen können.

Weiterhin sind einige Nährstoffe besonders wichtig, wenn du viel Stress hast: Deine Nebennieren benötigen vor allem Vitamin C, um richtig arbeiten zu können. Omega-3-Fettsäuren können nachgewiesenermaßen hohe Cortisolwerte senken. Und auch Magnesium wirkt beruhigend auf den Körper. Letzteres funktioniert übrigens genauso hervorragend als Badezusatz, indem du Magnesiumflocken (z.B. als Epsomsalz) ins Badewasser gibst.

Zu guter Letzt möchte ich dir nahelegen, dass du deine eigene Anti-Stress-Strategie entwickelst. Überlege dir Dinge, die dir sehr guttun, und baue diese möglichst regelmäßig in deinen Alltag ein, um am besten täglich für Ausgleich zu sorgen. Tolle Möglichkeiten sind: Lesen, Massagen, Akupunktur und Akupressur, sanftes Yoga, Journaling, Spaziergänge in der Natur, Waldbaden, EFT-Klopfen und vieles mehr. Such dir gerne Dinge aus dieser Aufzählung aus, die dir gefallen, aber füge auch eigene Ideen dazu. Wichtig ist nur, dass sie dir guttun und dir dabei helfen, zu entspannen.

Gesunder Schlaf

Egal, wie gestresst oder erschöpft du bist – mit ausreichend sowie erholsamem Schlaf lässt sich all das umkehren. Diesen kannst du fördern, indem du mit diesen vier Schritten eine gesunde Schlafroutine entwickelst:

Halte dich an eine feste Schlafenszeit: Dein Körper ist ein Gewohnheitstier und liebt festgelegte Routinen. Aus diesem Grund ist es für ihn tatsächlich das Beste, wenn du immer zu einer ähnlichen Uhrzeit schlafen gehst. Stelle dir vielleicht schon 1–2 Stunden vorher den Wecker, damit du genügend Zeit zum Herunterfahren hast.

Nutze vor dem Schlafen kein Smartphone mehr: Das blaue Licht, das von Smartphones, Tablets oder Laptops ausgeht, stimuliert deinen Körper ähnlich stark wie Koffein. Darum solltest du mindestens 2 Stunden vor deiner Schlafenszeit nicht mehr auf das Handy schauen. Generell solltest du Smartphones möglichst aus deinem Schlafzimmer verbannen und dir lieber einen klassischen Wecker stellen. Bist du Brillenträger, kannst du dir zudem eine Brille mit Blaulichtfilter besorgen, um dich vor dem Licht zu schützen.

Iss nicht mehr direkt vor dem Schlafen: Wer kurz vor dem Schlafengehen etwas isst, stört seine Verdauung und den Blutzuckerspiegel. Das kann dazu führen, dass du nachts leichter aufwachst. Von daher iss mindestens 2, besser 3 Stunden vor dem Zubettgehen nichts mehr.

Mach Sport, aber nicht zu spät: Ein Lebensstil, bei dem du viel sitzt, kann zu Schlafproblemen führen. Darum sind tägliche Bewegung und regelmäßige Work-outs sehr wichtig. Schon 150 Minuten Sport pro Woche verbessern deinen Schlaf enorm. Die beste Zeit dafür ist möglichst früh am Tag, zumindest aber vor dem Abendessen. Die Ausnahme ist ruhiges Yoga – das kannst du auch direkt vor dem Schlafengehen noch praktizieren.

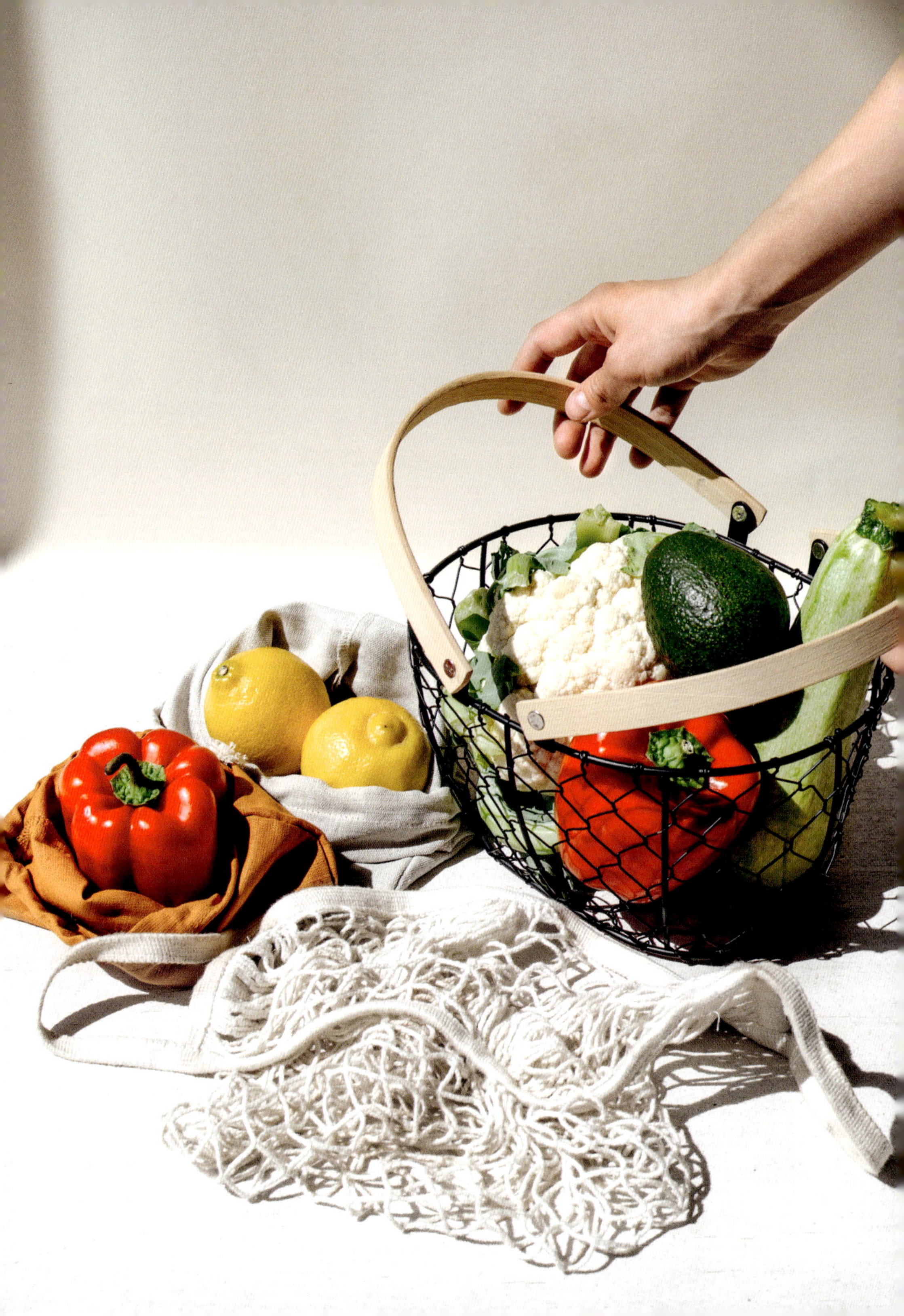

REZEPTE FÜR DEINEN ZYKLUS

Menstruation

Hirse-Porridge

Für 2 Personen
Zubereitung: 20 Min.

100 g Hirse
150 ml ungesüßter Haferdrink
1 große Banane
1 EL Walnusskerne
1 Handvoll Himbeeren
2 EL Roh-Kakaopulver
(aus dem Bio-Markt)
1 gehäufter TL geschälte Hanfsamen

1. Die Hirse in einem großen Topf ohne Fett ca. 5 Min. unter Rühren rösten, bis sie ein leicht getoastetes Aroma verströmt und leise knackt.

2. Danach die Hirse mit Haferdrink und 150 ml Wasser in einen kleinen Topf geben und alles aufkochen. Dann die Hitze reduzieren und alles zugedeckt bei kleiner Hitze ca. 15 Min. köcheln lassen, dabei ab und zu umrühren.

3. Inzwischen die Banane schälen und mit einer Gabel zerdrücken. Die Walnüsse hacken. Die Himbeeren verlesen, waschen und trocken tupfen. Die gekochte Hirse mit Banane, Kakao und Nüssen verrühren. Den Porridge auf Schalen verteilen und mit Himbeeren und Hanfsamen garnieren, am besten warm genießen. Für noch mehr Schokoladigkeit und eine Extra-Portion Magnesium den Porridge mit ein paar rohen Kakao-Nibs bestreuen.

Dein Zyklusfood

Hirse liefert reichlich Eisen und Magnesium. Damit hilft das Getreide, Krämpfe während deiner Periode zu reduzieren. Zudem ist Hirse im Vergleich zu anderen Getreidearten sehr gut verdaulich und glutenfrei, was sie zu einer tollen Alternative bei Gluten-Intoleranz macht.

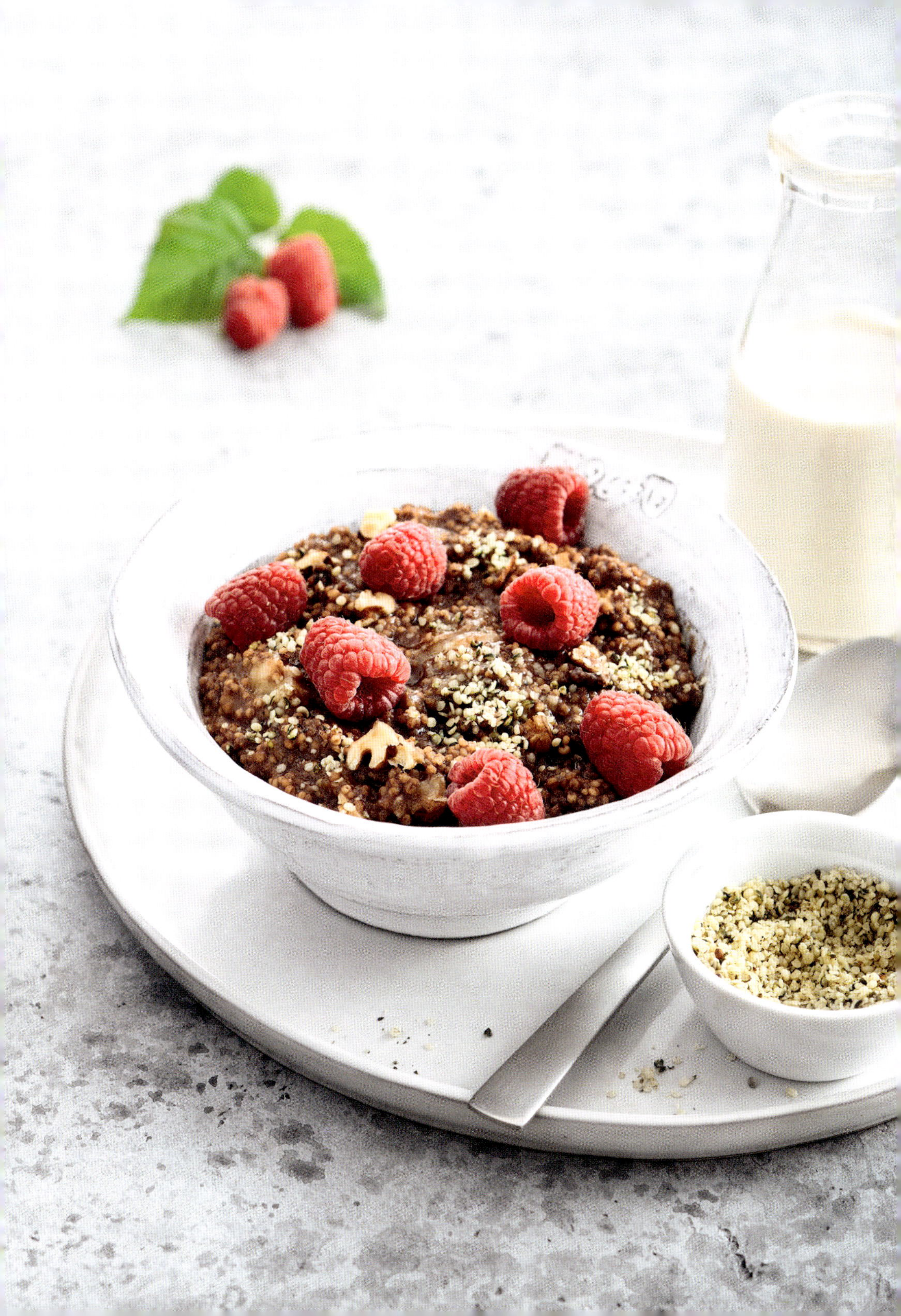

Menstruation

Tofu-Rührei

Für 2 Personen
Zubereitung: 20 Min.

1 rote Zwiebel
100 g Räuchertofu
200 g Tofu
100 g Pilze (z. B. Champignons)
30 g Blattspinat
1 EL natives Kokosöl
Salz
1 TL gemahlene Kurkuma
½ TL Kala Namak
(aus dem Bio-Markt)
200 g Seidentofu
Pfeffer

1. Zwiebel schälen und fein würfeln. Räuchertofu würfeln, den Naturtofu mit einer Gabel zerbröseln. Pilze putzen, bei Bedarf mit einem Tuch abreiben und vierteln. Spinat putzen, waschen und trocken schleudern. Zwiebel in einer Pfanne in wenig Öl ca. 2 Min. glasig anbraten. Räuchertofu dazugeben und ca. 5 Min. mitbraten, danach an den Rand der Pfanne schieben. Auf der freien Fläche in der Pfanne die Pilze mit 1 Prise Salz ca. 5 Min. anbraten, ebenfalls zur Seite schieben.

2. Erneut etwas Öl in die Pfanne geben, den zerbröselten Tofu darin mit Kurkuma und Kala Namak ca. 5 Min. anbraten. Seidentofu dazugeben und mit einer Gabel zerdrücken. Zuletzt den Spinat hinzufügen und ca. 1 Min. mitgaren. Das Tofu-Rührei mit Salz und Pfeffer abschmecken und auf Tellern anrichten.

Dein Zyklus*food*

Kala Namak ist ein spezielles Salz aus der Küche Pakistans. Es hat eine schwefelige Note, die an Eier erinnert. Darum setze ich dieses Salz gerne bei vegetarischen und veganen Gerichten ein, die ein wenig nach Ei schmecken sollten. Aber Achtung: Kala Namak ist sehr intensiv, daher solltest du es sparsam einsetzen und mit kleinen Mengen starten.

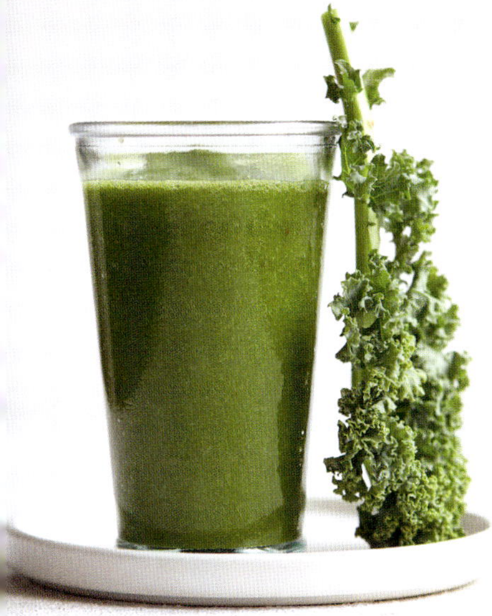

Menstruation

Grünkohl-Smoothie

Für 2 Personen
Zubereitung: 10 Min.
Einweichen: 5 Std. (über Nacht)

3 Datteln (entsteint)
1 Banane (ca. 70 g)
25 g Blattspinat
25 g Grünkohl (außerhalb der Saison ersatzweise Blattspinat)
140 g TK-Brombeeren
300 ml ungesüßter Haferdrink
1 EL Proteinpulver mit Vanillegeschmack
2 TL geschälte Hanfsamen

1. Am Vorabend die Datteln in einer Schüssel mit Wasser mindestens 5 Std., am besten über Nacht, einweichen.

2. Am nächsten Tag die Banane schälen und in grobe Stücke schneiden. Den Spinat putzen, waschen und trocken schleudern. Den Grünkohl waschen und die Stiele entfernen, die Blätter in kleinere Stücke reißen.

3. Alle Zutaten – bis auf die Hanfsamen – in den Mixer geben und zu einem cremigen Smoothie pürieren. Auf Gläser verteilen und mit den Hanfsamen bestreuen.

Dein Zyklus*food*

Grünkohl gilt als das eisenreichste Gemüse überhaupt, denn in seinen grünen Blättern steckt mehr Eisen als in rotem Fleisch. Da Grünkohl ein Saisongemüse ist, wirst du ihn nur in den Herbst- und Wintermonaten frisch bekommen. Alternativ kannst du TK-Ware aus dem Super- oder Bio-Markt nehmen.

Menstruation

Minestrone

Für 3–4 Personen
Zubereitung: 30 Min.

2 Schalotten
1 große Knoblauchzehe
200 g Butternut-Kürbis
70 g Mangold
1 EL natives Kokosöl
½ TL getrockneter Rosmarin
½ TL getrockneter Thymian
50 g Hirse
1 l Gemüsebrühe
30 g Blattspinat
115 g Kidneybohnen
(aus dem Glas)
3 EL Hefeflocken
1 Spritzer Zitronensaft
Salz, Pfeffer

1. Schalotten und Knoblauch schälen und separat in dünne Ringe schneiden. Den Kürbis waschen und würfeln (falls der Kürbis kein Bio-Produkt ist, bitte vorher noch schälen!). Den Mangold putzen, waschen und in Streifen schneiden.

2. Das Öl in einem Topf erhitzen und die Schalotten darin bei mittlerer Hitze ca. 2 Min. glasig anbraten. Knoblauch, Kürbis, Rosmarin und Thymian hinzufügen und alles noch ca. 5 Min. braten. Falls die Mischung zu trocken wird, noch etwas Öl dazugeben. Die Hirse in einem Sieb abbrausen und mit Mangoldstreifen und Brühe in den Topf geben. Dann die Minestrone zugedeckt bei kleiner bis mittlerer Hitze ca. 20 Min. köcheln lassen.

3. Inzwischen den Spinat putzen und waschen. Die Bohnen in einem Sieb abbrausen und abtropfen lassen. Beides nach der Garzeit mit den Hefeflocken zur Minestrone geben und kurz einrühren. Zum Servieren die Minestrone mit Zitronensaft, Salz und Pfeffer abschmecken und auf Schalen oder tiefe Teller verteilen.

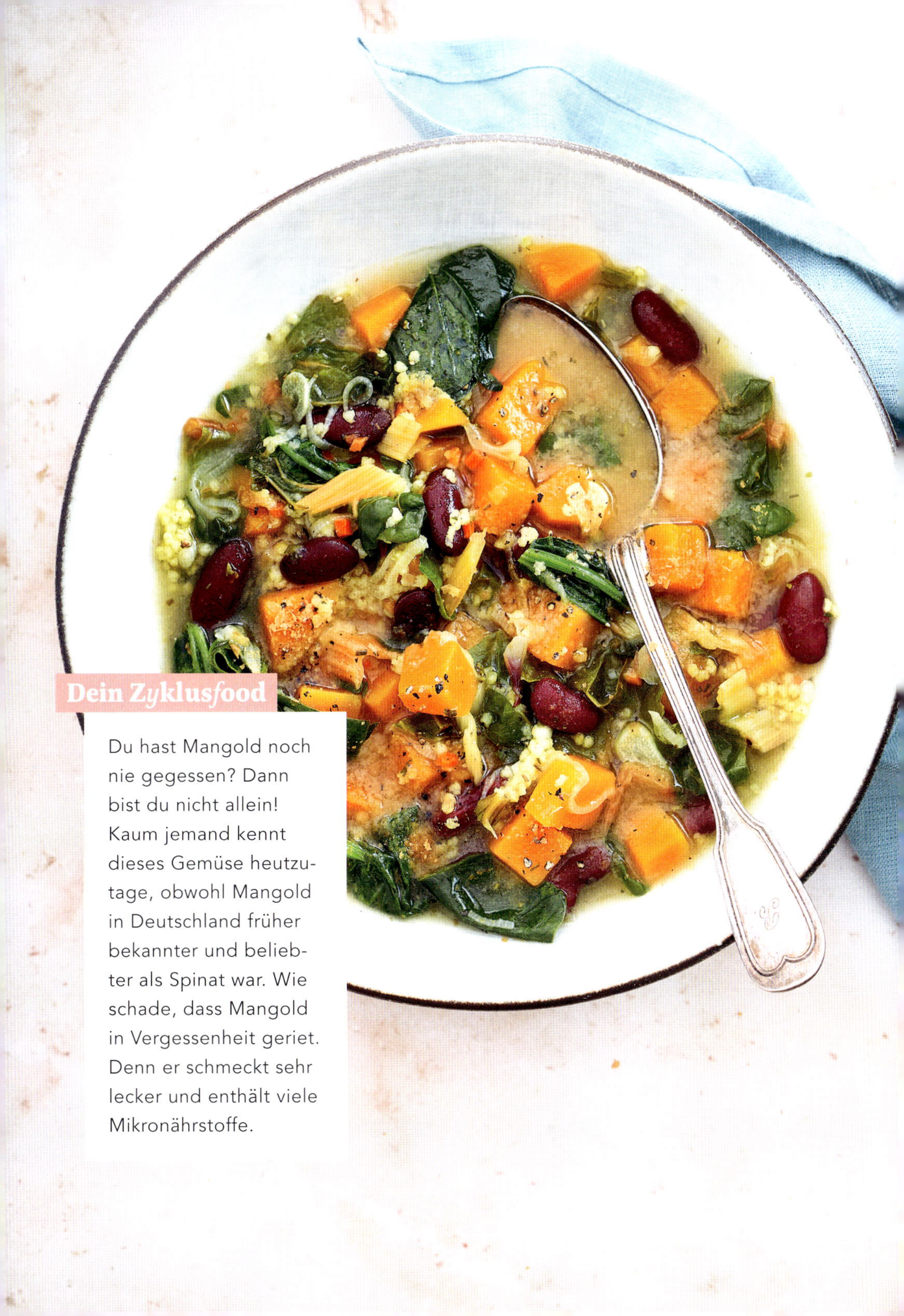

Dein Zyklusfood

Du hast Mangold noch nie gegessen? Dann bist du nicht allein! Kaum jemand kennt dieses Gemüse heutzutage, obwohl Mangold in Deutschland früher bekannter und beliebter als Spinat war. Wie schade, dass Mangold in Vergessenheit geriet. Denn er schmeckt sehr lecker und enthält viele Mikronährstoffe.

Menstruation

Pilz-Bohnen-Eintopf

Für 2–3 Personen
Zubereitung: 45 Min.

200 g Natur-Reis
3 rote Zwiebeln
3 Knoblauchzehen
400 g Pilze
220 g Kidney-Bohnen (aus dem Glas)
50 g Blattspinat
1 EL natives Kokosöl
1 TL getrockneter Thymian
½ TL getrockneter Oregano
2 TL Gemüsebrühe (Instant)
2 EL Sojaghurt
4 EL Hefeflocken
1 EL Aceto balsamico
Salz, Pfeffer

1. Den Natur-Reis mit 500 ml Wasser in einem Topf aufkochen. Danach zugedeckt bei kleiner Hitze ca. 45 Min. weich garen. Zwiebeln und Knoblauch schälen und fein würfeln. Pilze putzen, bei Bedarf mit einem Tuch abreiben und in Viertel schneiden. Bohnen in einem Sieb abbrausen und abtropfen lassen. Spinat putzen, waschen und trocken schleudern.

2. Das Öl in einem Topf erhitzen und Zwiebeln und Knoblauch darin bei mittlerer Hitze anbraten. Pilze, Thymian und Oregano dazugeben und alles bei großer Hitze noch 10–15 Min. braten, bis die Pilze Wasser ziehen und weich werden.

3. Danach die Bohnen, 400 ml Wasser, Brühe, Sojaghurt, Hefeflocken und Essig dazugeben und alles bei mittlerer Hitze noch ca. 10 Min. köcheln lassen, bis der Eintopf leicht andickt, salzen und pfeffern. Zuletzt den Spinat dazugeben und kurz zusammenfallen lassen. Zum Servieren den Eintopf mit dem Reis auf Schalen oder tiefe Teller verteilen.

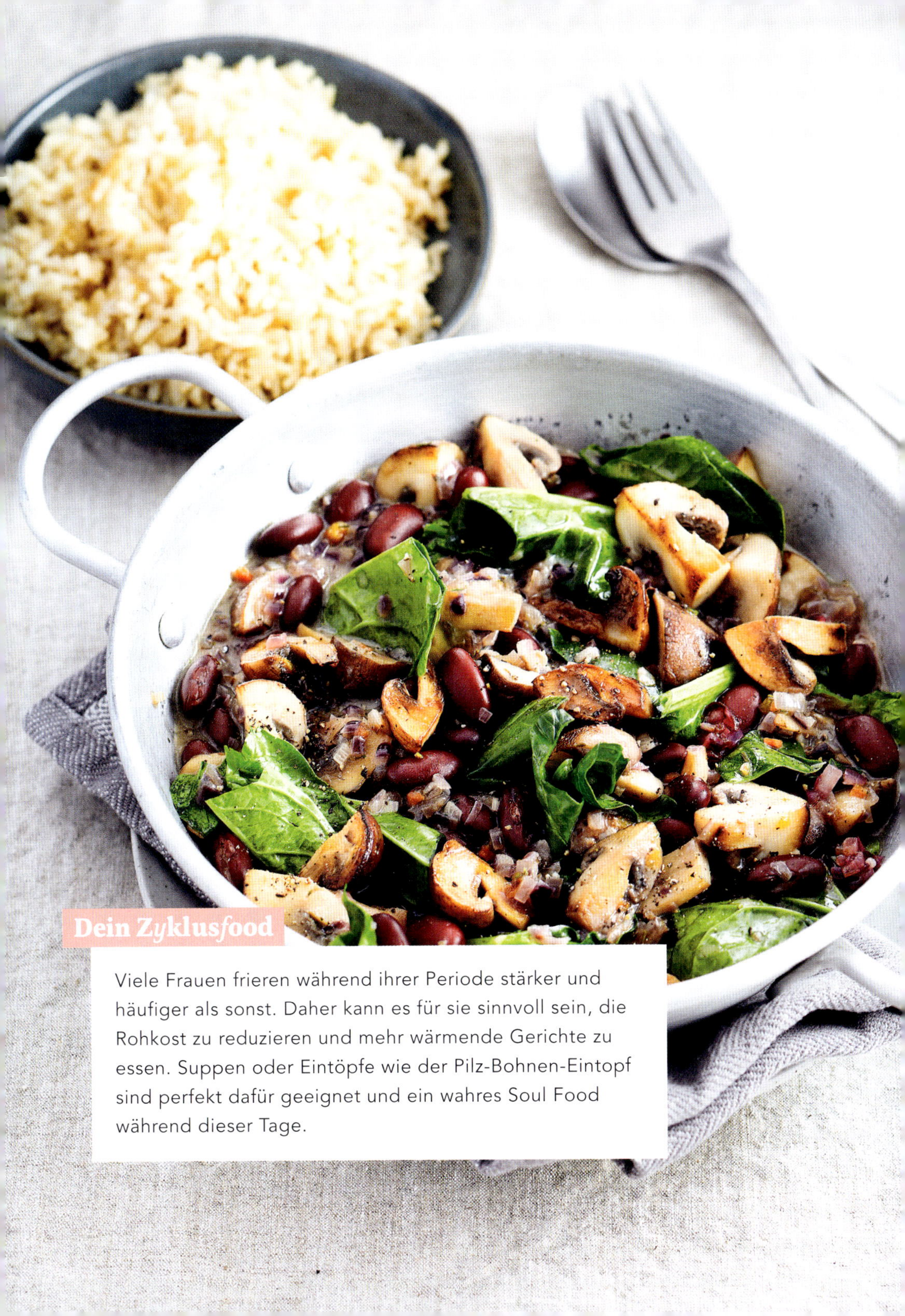

Dein Zyklusfood

Viele Frauen frieren während ihrer Periode stärker und häufiger als sonst. Daher kann es für sie sinnvoll sein, die Rohkost zu reduzieren und mehr wärmende Gerichte zu essen. Suppen oder Eintöpfe wie der Pilz-Bohnen-Eintopf sind perfekt dafür geeignet und ein wahres Soul Food während dieser Tage.

Menstruation

Grünkohlsalat

Für 2 Personen
Zubereitung: 10 Min.
Rösten: 12 Min.

2 EL Mandeln
200 g Grünkohl
2 EL Olivenöl
1 Knoblauchzehe
3 EL mittelscharfer Senf
2 EL Sojasauce
1 EL Tahin (Sesampaste)
1 EL Hefeflocken
3 EL Zitronensaft

1. Den Backofen auf 160° (Umluft) vorheizen. Die Mandeln auf einem Backblech verteilen und im Ofen (Mitte) ca. 12 Min. rösten. Herausnehmen und auf dem Blech abkühlen lassen.

2. Währenddessen den Grünkohl waschen und die Stiele entfernen. Die Grünkohlblätter in kleine Stücke reißen und in eine Schüssel geben. Das Öl darüberträufeln und mit den Händen ca. 2 Min. in die Blätter kneten (»massieren«), sodass diese weicher und zarter werden.

3. Für das Dressing den Knoblauch schälen und in dünne Scheiben schneiden. Diese mit 50 ml Wasser in den Mixer geben und so lange gründlich pürieren, bis keine Knoblauchstücke mehr zu sehen sind. Dann Mandeln, Senf, Sojasauce, Tahin, Hefeflocken und Zitronensaft hinzufügen und alles zu einem cremigen Dressing mixen.

4. Zum Servieren das Dressing über die massierten Grünkohlblätter geben und unterrühren. Den Salat auf Tellern oder in Schalen anrichten.

Dein Zyklusfood

Tahin stammt aus der Küche des Nahen Ostens und wird aus Sesamsamen hergestellt. Dabei gibt es verschiedene Sorten: Dunkles Tahin schmeckt deutlich herber als helles Tahin. Ich verwende hier und auch für die anderen Rezepte im Buch immer das mildere helle Tahin. Du bekommst es meist im Bio-Markt oder in den orientalischen Abteilungen der Supermärkte.

Menstruation

Pasta mit Walnuss-Pesto

Für 2 Personen
Zubereitung: 15 Min.
Rösten: 10 Min.

80 g Walnusskerne
100 g Grünkohl
1 große Knoblauchzehe
150 ml Olivenöl
6 EL Hefeflocken
Salz, Pfeffer
170 g Buchweizennudeln
Saft von 1 Zitrone

1. Den Backofen auf 180° (Umluft) vorheizen. Die Nüsse auf einem Backblech verteilen und im Ofen (Mitte) 7–10 Min. rösten. Herausnehmen und abkühlen lassen. Währenddessen Grünkohl waschen, Stiele entfernen, Blätter in kleine Stücke reißen und in den Mixer geben. Knoblauch schälen und in dünne Scheiben schneiden, mit Walnüssen, Öl und Hefeflocken in den Mixer dazugeben und alles cremig pürieren. Falls nötig, noch etwas Öl hinzufügen. Das Pesto mit Salz und Pfeffer abschmecken.

2. Die Buchweizennudeln nach Packungsanweisung in Salzwasser al dente garen, in einem Sieb kalt abschrecken und gründlich abtropfen lassen. Zum Servieren mit dem Pesto vermengen, auf Schalen oder tiefe Teller verteilen und mit Zitronensaft beträufeln.

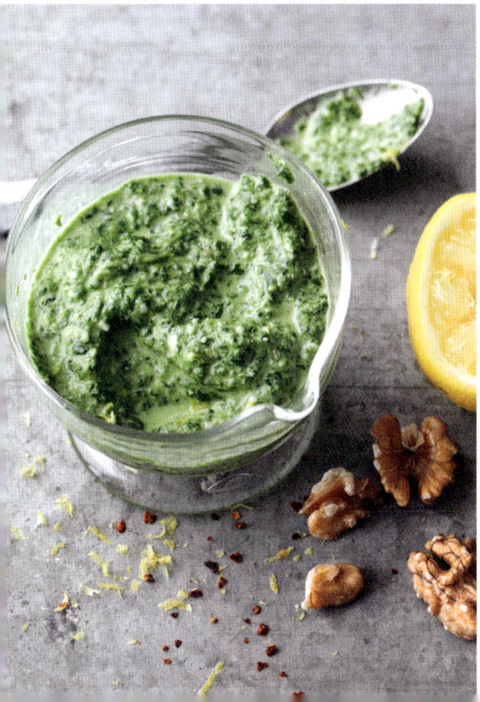

Menstruation

Bohnen-Patties mit BBQ-Sauce

Für 2–3 Personen
Zubereitung: 1 Std.

Für die Bratlinge
45 g Natur-Reis
120 g Walnusskerne
40 g Mandeln
3 EL feine Haferflocken
2 EL Leinsamen
1 EL gemahlener Kreuzkümmel
1 EL edelsüßes Paprikapulver
½ TL Cayennepfeffer
½ TL Salz
1 EL Kokosblütenzucker
½ rote Zwiebel
2 EL natives Kokosöl
240 g schwarze Bohnen (aus dem Glas)

Für die BBQ-Sauce
235 g zuckerfreies Ketchup
2 EL Sojasauce
2 EL Ahornsirup
2 EL Apfelessig
2 EL Sriracha-Sauce
1 EL Melasse (aus dem Bio-Markt)

1. Für die Bratlinge den Natur-Reis mit 115 ml Wasser in einem Topf aufkochen. Danach zugedeckt bei kleiner Hitze ca. 45 Min. weich garen. Inzwischen Walnüsse, Mandeln, Haferflocken und Leinsamen im Mixer oder in einer Kaffeemühle fein mahlen. Dann in einer großen Schüssel mit Kreuzkümmel, Paprikapulver, Cayennepfeffer, Salz und Kokosblütenzucker vermengen.

2. Die Zwiebel schälen, fein würfeln und in einer Pfanne in 1 EL Öl in 4–5 Min. glasig braten, vom Herd nehmen und abkühlen lassen. Die Bohnen in einem Sieb abbrausen, abtropfen lassen und im Mixer zu einer halb cremigen, halb stückigen Masse pürieren.

3. Für die BBQ-Sauce alle Zutaten verrühren. Bohnenmasse, 70 g BBQ-Sauce, Zwiebelwürfel und Reis zum Nuss-Gewürz-Mix geben und alles kräftig durchkneten. Aus der Masse mit angefeuchteten Händen 8 Bratlinge formen. Das übrige Öl in der Pfanne erhitzen und die Bratlinge darin bei mittlerer bis großer Hitze auf jeder Seite in ca. 5 Min. goldbraun braten. Dann mit der restlichen BBQ-Sauce servieren. Die Patties pur oder mit Ofenkartoffeln essen oder mit deinen Lieblingszutaten zu einem Burger bauen.

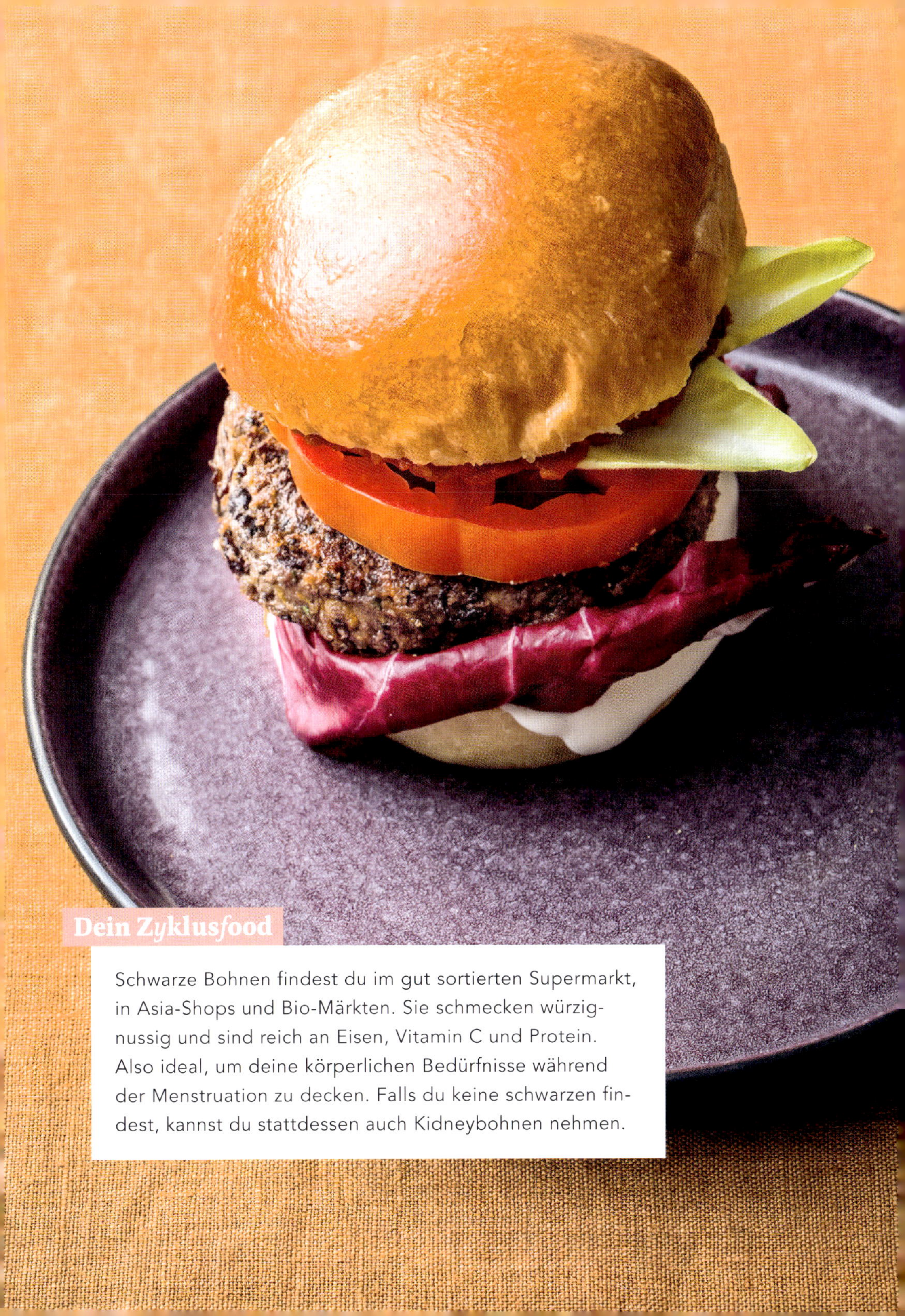

Dein Zyklusfood

Schwarze Bohnen findest du im gut sortierten Supermarkt, in Asia-Shops und Bio-Märkten. Sie schmecken würzig-nussig und sind reich an Eisen, Vitamin C und Protein. Also ideal, um deine körperlichen Bedürfnisse während der Menstruation zu decken. Falls du keine schwarzen findest, kannst du stattdessen auch Kidneybohnen nehmen.

Menstruation

Schwarze-Bohnen-Brownies

Für 1 Backform
(ca. 21 × 28 cm; 12 Stücke)
Zubereitung: 15 Min.
Einweichen: 5 Std. (über Nacht)
Backen: 20 Min.

Für den Teig
4 Datteln (entsteint)
230 g schwarze Bohnen (aus dem Glas)
40 g zerlassenes natives Kokosöl
40 g feine Haferflocken
3 EL Kokosblütenzucker
2 EL Kakaopulver
½ TL Backpulver
20 g Walnusskerne
60 g Schokotropfen (ersatzweise gehackte Zartbitterschokolade)

Für die Glasur
2 EL Haselnussmus
2 EL Kokosblütenzucker
2 TL Kakaopulver
2 TL zerlassenes natives Kokosöl

Außerdem
Öl für die Form

1. Für den Teig die Datteln mindestens 5 Std., am besten über Nacht, in Wasser einweichen. Am nächsten Tag den Backofen auf 180° (Umluft) vorheizen. Die Form mit Öl einfetten.

2. Die Bohnen in einem Sieb abbrausen und abtropfen lassen. Mit den Datteln samt 4 EL Einweichwasser und dem zerlassenen Kokosöl am besten portionsweise in den Mixer geben und alles fein pürieren. (Ein Food Prozessor liefert hier die besten Ergebnisse, Mixer oder Pürierstab schaffen es aber auch.) Ist die Masse zu trocken, noch 1–2 EL Einweichwasser dazugeben. Die Masse sollte cremig sein und möglichst keine Stücke mehr enthalten.

3. Die Haferflocken im Mixer fein zermahlen, dann mit Bohnenmus, Kokosblütenzucker, Kakao und Backpulver zu einem glatten Teig mischen. Walnüsse grob hacken und mit den Schokotropfen unterheben. Den Teig in der Form verteilen und im Ofen (Mitte) 18–20 Min. backen.

4. Währenddessen die Zutaten für die Glasur verrühren. Den Kuchen aus dem Ofen nehmen und sofort gleichmäßig mit der Glasur bestreichen, alles abkühlen und in ca. 1 Std. im Kühlschrank fest werden lassen. Zum Servieren in 12 rechteckige Stücke schneiden.

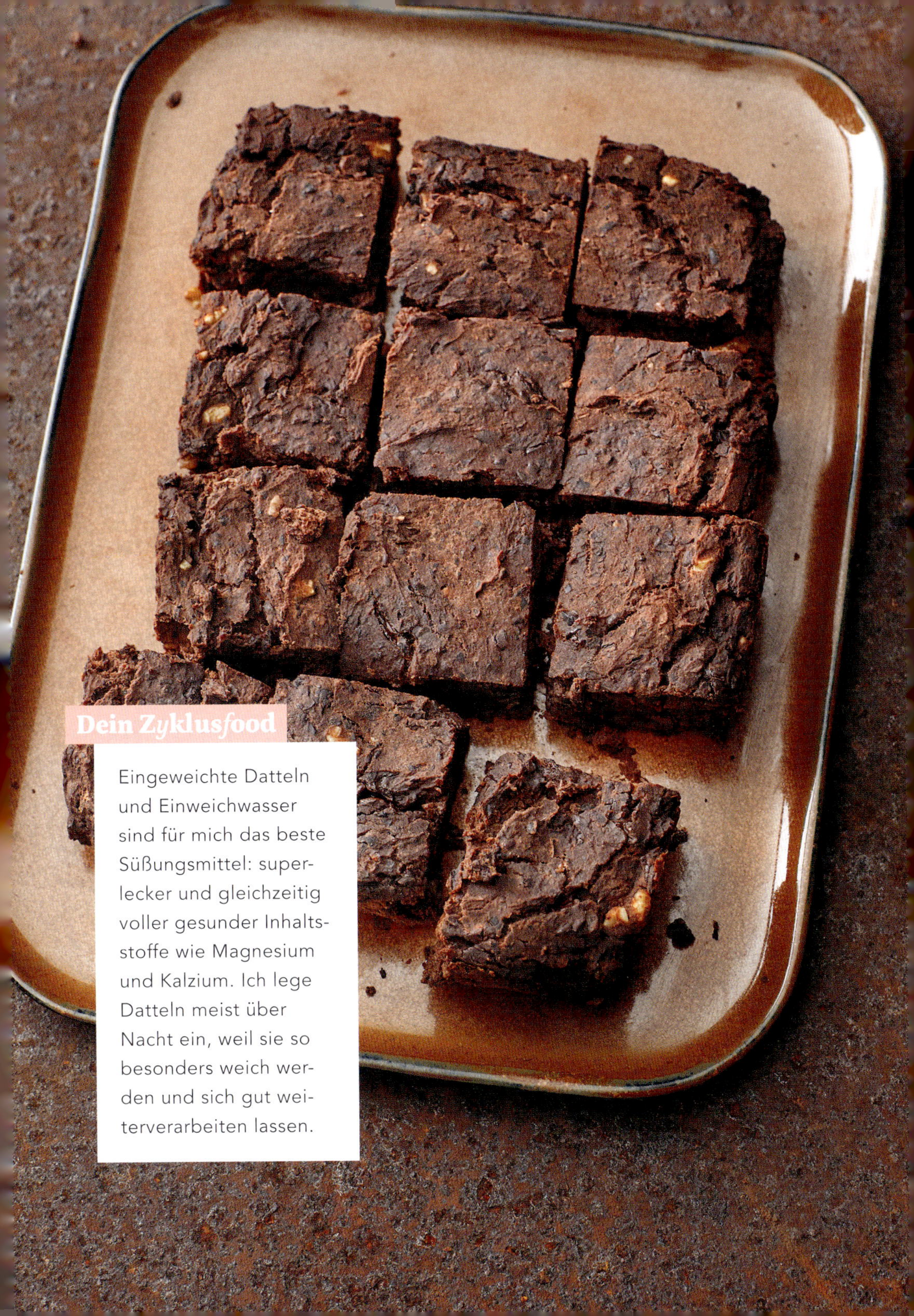

Dein Zyklusfood

Eingeweichte Datteln und Einweichwasser sind für mich das beste Süßungsmittel: superlecker und gleichzeitig voller gesunder Inhaltsstoffe wie Magnesium und Kalzium. Ich lege Datteln meist über Nacht ein, weil sie so besonders weich werden und sich gut weiterverarbeiten lassen.

Menstruation

Schokomousse

Für 2 Personen
Zubereitung: 10 Min.
Einweichen: 5 Std. (über Nacht)
Kühlen: 30 Min.

150 g Cashewkerne
4 Datteln (entsteint)
200 ml ungesüßter Haferdrink
2,5 EL zerlassenes natives Kokosöl
2 EL Roh-Kakaopulver
2 EL Himbeeren (nach Belieben)

1. Am Vorabend die Cashewkerne und die Datteln separat mindestens 5 Std., am besten über Nacht, in Wasser einweichen, damit sie sich gut verarbeiten lassen.

2. Am nächsten Tag Cashewkerne und Datteln abgießen. Beides mit Haferdrink, Öl und Kakaopulver in den Mixer geben und alles cremig pürieren. Die Masse im Kühlschrank in ca. 30 Min. fest werden lassen, dabei soll eine moussige Konsistenz entstehen.

3. Zum Servieren nach Belieben die Himbeeren verlesen, waschen und trocken tupfen. Die Mousse auf Schalen verteilen und mit den Himbeeren garnieren.

Dein Zyklusfood

Roh-Kakaopulver bekommst du in Bio-Märkten oder Reformhäusern. Anders als klassischer Backkakao wird er nicht geröstet und weiterverarbeitet. So bleiben die wertvollen Mikronährstoffe erhalten – allen voran Magnesium, das in großen Mengen enthalten ist. Das macht Rohkakao besonders bei Periodenkrämpfen zu deiner perfekten Unterstützung.

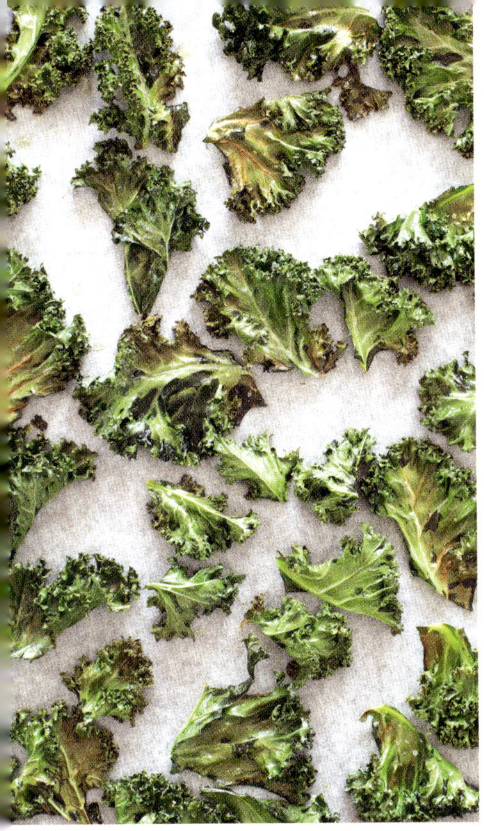

Menstruation

Grünkohlchips

Für 2 Personen
Zubereitung: 10 Min.
Backen: 20 Min.

100 g Grünkohl
2–3 EL Apfelessig
2–3 EL Olivenöl
½–1 TL Salz
½–1 TL Zwiebelpulver
einige Hefeflocken zum Bestreuen (nach Belieben)

1. Den Backofen auf 180° vorheizen. Ein Backblech mit Backpapier belegen. Den Grünkohl waschen und trocken tupfen. Die Blätter in mundgerechte Stücke reißen und in eine Schüssel geben. Mit Essig und Öl beträufeln und mit Salz und Zwiebelpulver bestreuen. Alles mischen und mit den Händen gut durchkneten (»massieren«), bis der Grünkohl etwas weicher wird. Auf dem Blech so verteilen, dass die Blätter flach liegen und nicht überlappen. So werden alle gleichmäßig knusprig gebacken.

2. Die Blätter nach Belieben noch gleichmäßig mit den Hefeflocken bestreuen, dann im Ofen (Mitte) 10–20 Min. backen. Dabei die Chips immer im Auge behalten – je nach Ofen sind sie schneller fertig. Perfekt sind sie dann, wenn sie knusprig, aber noch grün (auf keinen Fall braun!) sind. Ich hole sie immer nach und nach aus dem Ofen, weil manche schneller knusprig werden als andere.

Follikelphase

Sandwich mit Tempeh

Für 2 Personen
Zubereitung: 25 Min.
Marinieren: 2 Std. (über Nacht)

Für den Tempeh
200 g Tempeh
3 EL Ahornsirup
1,5 EL Sojasauce
1,5 zerlassenes natives Kokosöl
1 ½ TL Flüssigrauch (Onlinehandel)
½ TL Knoblauchpulver
½ TL geräuchertes Paprikapulver
natives Kokosöl (nach Bedarf)

Für die Tofucreme
1 Stange Staudensellerie
100 g Tofu
1 TL Kapern
2,5 EL vegane Mayonnaise
1 EL mittelscharfer Senf
¼–½ TL Kala Namak (Bio-Markt)
½ TL gemahlene Kurkuma
½ TL Zwiebelpulver
Pfeffer

Außerdem
8 Scheiben Vollkornbrot
1 Avocado
2 Handvoll Radieschensprossen
einige Chicoréeblätter, Kirschtomaten, milchsaure Essiggurken (nicht pasteurisiert!) und Jalapeños (nach Belieben) für die Brote

1. Am Vorabend für den Bacon den Tempeh in hauchdünne Streifen schneiden. Die übrigen Zutaten – bis auf das Öl – mischen und die Tempeh-Streifen darin ca. 2 Std., am besten über Nacht, einlegen.

2. Am nächsten Tag den Tempeh samt Marinade in einer Pfanne ohne Fett bei starker Hitze in 12–16 Min. rundum goldbraun anbraten. Falls die Pfanne zu trocken wird, etwas Öl dazugeben.

3. Für die Tofucreme den Sellerie putzen, waschen und klein würfeln. Den Tofu zerbröseln und mit den übrigen Zutaten – bis auf den Pfeffer – in den Standmixer geben. Alles zu einer groben Masse verarbeiten und mit Pfeffer würzen.

4. Für die Sandwichs jeweils ein Viertel der Tofucreme auf 4 Brotscheiben verteilen. Die Avocado halbieren, entkernen, schälen und mit einer Gabel zerdrücken. Auf jedes bestrichene Brot einige Chicoréeblätter, Sprossen, Tempeh, Tomatenscheiben, Essiggurke sowie nach Belieben mit Jalapeños legen. Die übrigen 4 Brotscheiben mit dem Avocadomus bestreichen und umgedreht jeweils auf 1 bereits belegte Scheibe setzen, leicht andrücken. Die Sandwichs sofort servieren.

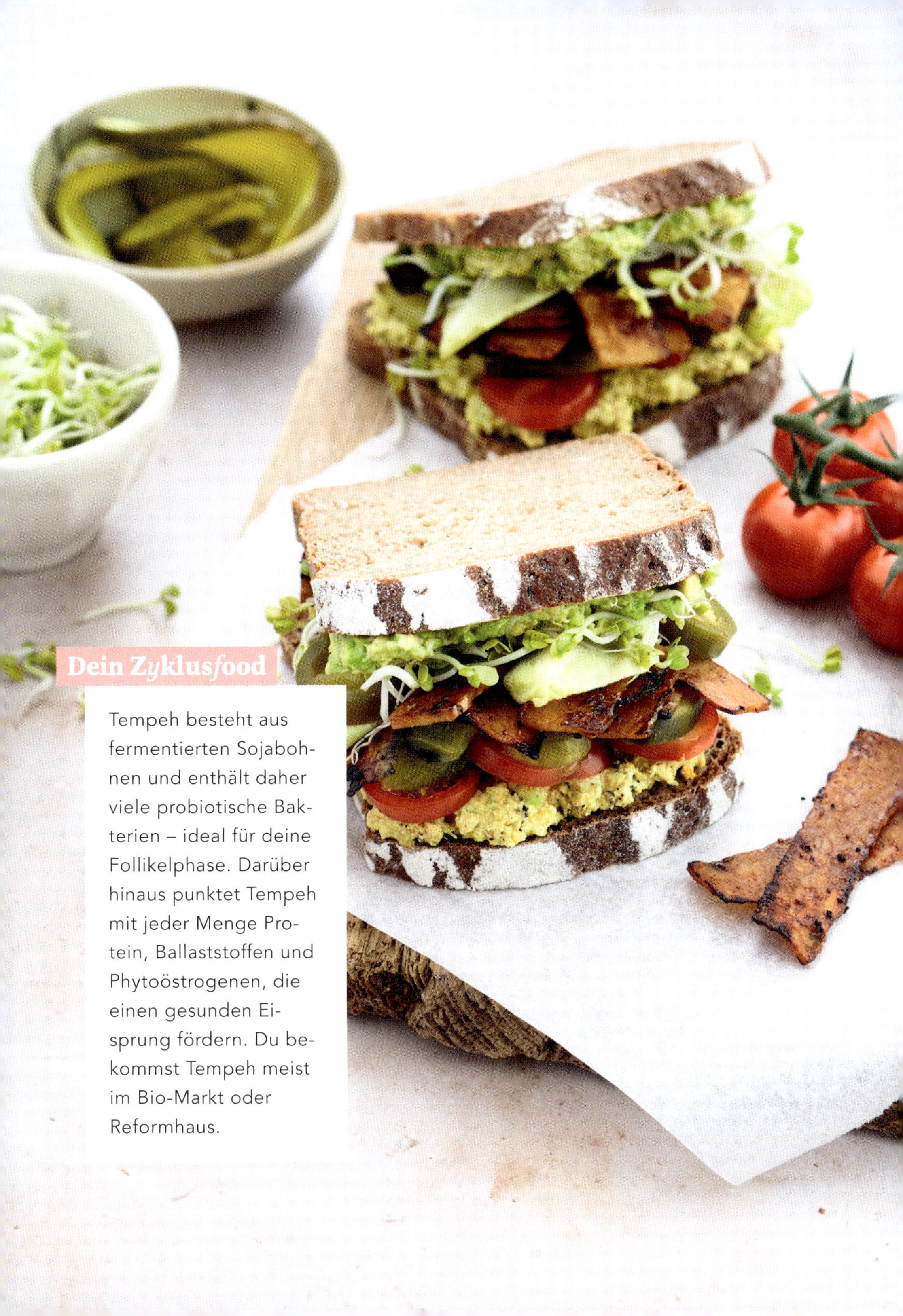

Dein Zyklusfood

Tempeh besteht aus fermentierten Sojabohnen und enthält daher viele probiotische Bakterien – ideal für deine Follikelphase. Darüber hinaus punktet Tempeh mit jeder Menge Protein, Ballaststoffen und Phytoöstrogenen, die einen gesunden Eisprung fördern. Du bekommst Tempeh meist im Bio-Markt oder Reformhaus.

Follikelphase

Amarant-Porridge

Für 2 Personen
Zubereitung: 40 Min.
Rösten: 10 Min.

2 EL Haselnusskerne
100 g Amarant
230 ml ungesüßter Mandeldrink
½ Banane
Salz
Kerne von ½ Granatapfel (ca. 70 g)

1. Den Backofen auf 160° vorheizen. Die Haselnüsse auf einem Blech verteilen und im Ofen (Mitte) in ca. 10 Min. hell rösten. Herausnehmen und kurz abkühlen lassen, danach hacken.

2. Inzwischen den Amarant in einem Sieb abbrausen, dann mit 180 ml Wasser und dem Mandeldrink in einem Topf einmal aufkochen. Anschließend den Porridge zugedeckt bei kleiner bis mittlerer Hitze ca. 30 Min. köcheln lassen, dabei ab und zu umrühren. Die Banane schälen, halbieren und mit einer Gabel zerdrücken. Den Bananenbrei zum gegarten Amarant geben und gut unterrühren, mit 1 Prise Salz abschmecken.

3. Die Kerne aus dem Granatapfel lösen, dabei darauf achten, dass keine weißen Häutchen hängen bleiben. Den Porridge auf tiefe Teller oder Schalen verteilen und mit den Granatapfelkernen und Haselnüssen bestreuen.

Dein Zyklusfood

Granatäpfel gelten seit Jahrhunderten als Symbol der Fruchtbarkeit. Sie enthalten Phytoöstrogene und helfen dabei, den Eisprung anzuregen. Zudem fördern sie bei Männern und Frauen generell die Durchblutung und wirken damit aphrodisierend. Bei Männern können sie auch zur Verbesserung der Spermienqualität beitragen.

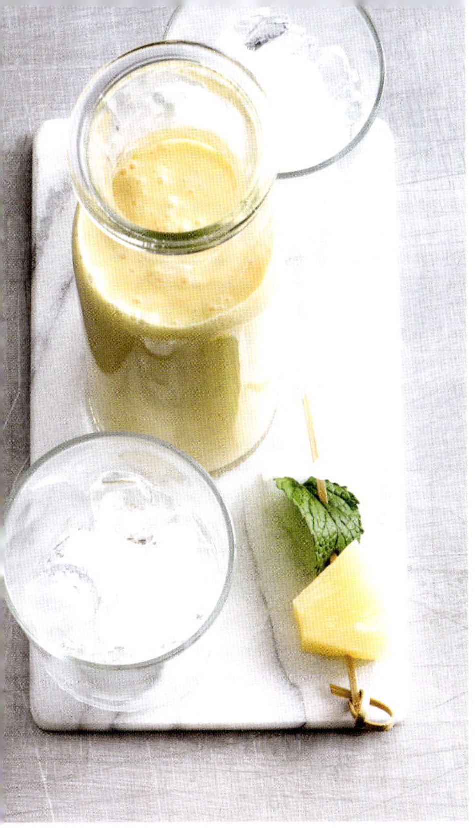

Follikelphase

Piña-Colada-Smoothie

1. Am Vorabend die Datteln mindestens 5 Std., am besten über Nacht, in Wasser einweichen. Die Ananas in Stücke schneiden, in eine Glasbox mit Deckel geben und mindestens 2 Std. tiefkühlen.

2. Am nächsten Morgen die Datteln abgießen und mit gefrorener Ananas, Kokosjoghurt, Proteinpulver und 1 Prise Salz in den Mixer geben. Alles zu einem cremigen Smoothie mixen und sofort auf Gläser verteilen.

Für 2 Personen
Zubereitung: 5 Min.
Einweichen: 5 Std. (über Nacht)
Tiefkühlen: 2 Std.

100 g Datteln (entsteint)
330 g Ananas
340 g Kokosjoghurt
1 EL Proteinpulver (neutral oder mit Vanillegeschmack)
Salz

Dein Zyklus*food*

Ananas ist nicht nur eine leckere Südfrucht, sondern ist auch super für unsere Darmgesundheit. Denn sie enthält das Enzym Bromelain. Das regt die Verdauung an und wirkt entzündungshemmend – perfekt, um deinen Darm auf die kommenden Aufgaben im Zyklus, den Eisprung, vorzubereiten.

Follikelphase

Thai-Curry-Suppe

Für 3–4 Personen
Zubereitung: 20 Min.

2 Schalotten
1 Knoblauchzehe
10 g Ingwer
2 Möhren
1 rote Paprika
150 g Pilze (z. B. Champignons)
200 g Tofu
100 g TK-Zuckerschoten
1 EL natives Kokosöl
1 EL Gemüsebrühe (Instant)
400 ml Kokosmilch
1 TL gemahlene Kurkuma
½ TL gemahlener Kreuzkümmel
½ TL gemahlener Koriander
¼ TL Cayennepfeffer
Salz, Pfeffer
Saft von 1 Zitronen

1. Schalotten und Knoblauch schälen und fein würfeln. Den Ingwer waschen und fein hacken. Die Möhren schälen und in Scheiben schneiden. Die Paprika waschen, halbieren, weiße Trennwände und Kerne entfernen und die Hälften würfeln. Die Pilze putzen, bei Bedarf mit einem Tuch abreiben und vierteln. Den Tofu in Würfel schneiden. Die Zuckerschoten waschen und nach Belieben halbieren.

2. Schalotten, Knoblauch und Ingwer in einem Topf im Öl bei mittlerer Hitze in ca. 3 Min. glasig braten. Die Möhren dazugeben und ca. 2 Min. mitbraten, danach die Paprika hinzufügen und weitere 2 Min. braten. Pilze, Tofu und Zuckerschoten in den Topf geben und alles noch ca. 6 Min. braten, bis die Pilze vollständig ihren Saft abgegeben haben.

3. Dann 300 ml Wasser mit der Brühe verrühren und das Gemüse damit ablöschen. Kokosmilch, Kurkuma, Kreuzkümmel, Koriander und Cayennepfeffer unterrühren. Die Suppe einmal kurz aufkochen und mit Salz, Pfeffer und Zitronensaft abschmecken. Zum Servieren auf tiefe Teller oder Schalen verteilen.

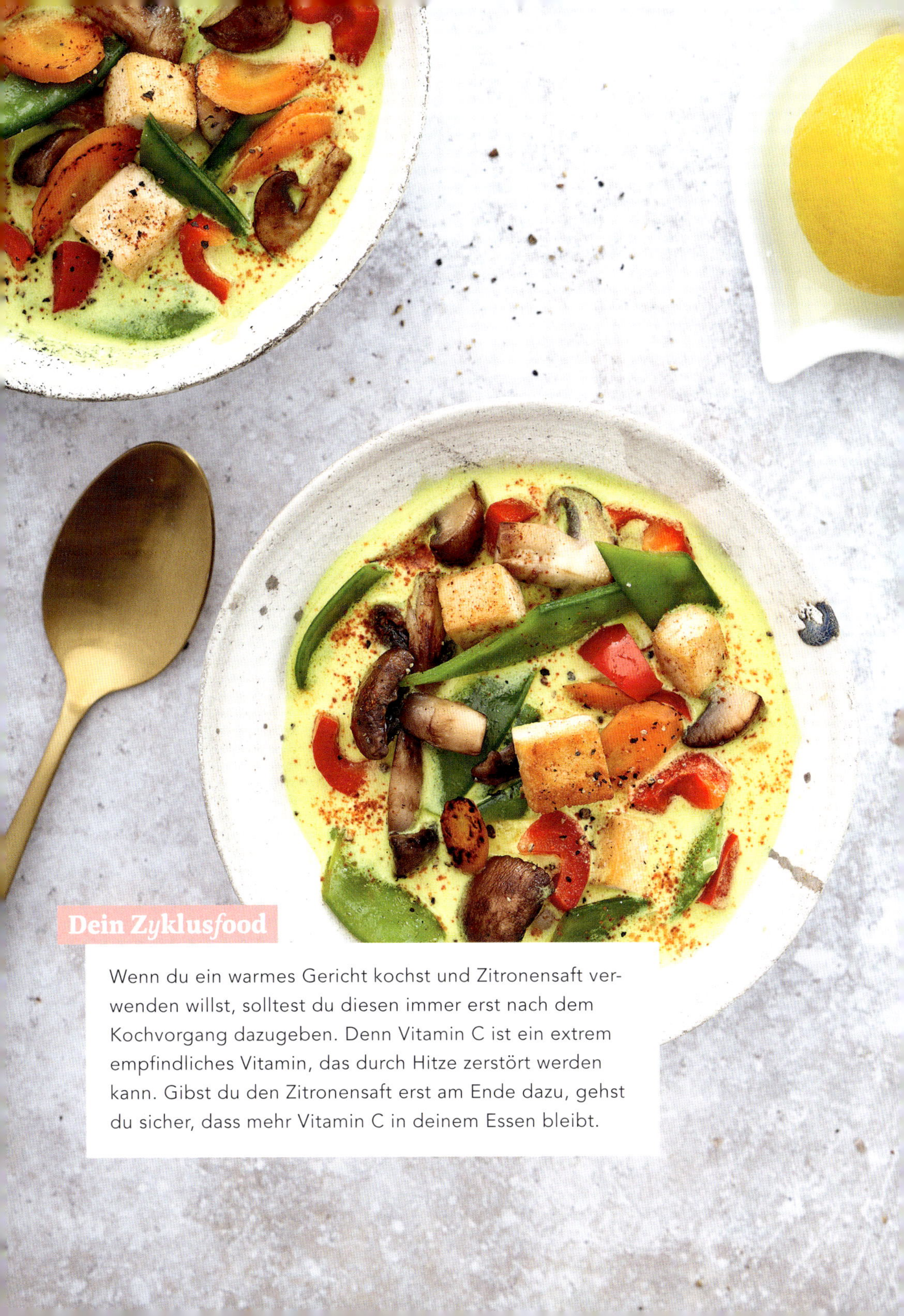

Dein Zyklusfood

Wenn du ein warmes Gericht kochst und Zitronensaft verwenden willst, solltest du diesen immer erst nach dem Kochvorgang dazugeben. Denn Vitamin C ist ein extrem empfindliches Vitamin, das durch Hitze zerstört werden kann. Gibst du den Zitronensaft erst am Ende dazu, gehst du sicher, dass mehr Vitamin C in deinem Essen bleibt.

Follikelphase

Asia-Gemüse mit Tempeh

1. Frühlingszwiebel putzen und waschen, Schalotte schälen, beides in dünne Ringe schneiden. Möhre schälen und in Scheiben schneiden. Zuckerschoten waschen. Ananas schälen und klein würfeln. Paprika waschen, halbieren, weiße Trennwände und Kerne entfernen, Paprika würfeln.

2. Frühlingszwiebel und Schalotte in einer Pfanne im Öl bei mittlerer Hitze ca. 2 Min. andünsten. Möhren ca. 2 Min. mitdünsten. Zuckerschoten und TK-Bohnen ca. 3 Min. mitbraten. Ananas und Paprika hinzufügen und 4 Min. braten. TK-Erbsen dazugeben und ca. 1 Min. erhitzen. Mit Sojasauce würzen, ca. 3 Min. einköcheln lassen, dann vom Herd nehmen.

3. Den Reis nach Packungsanweisung in 1,5 l Salzwasser ca. 10 Min. köcheln lassen. In ein Sieb abgießen, kalt abschrecken und abtropfen lassen. Tempeh würfeln und in einer Pfanne im Öl bei großer Hitze ca. 2 Min. auf jeder Seite rösten. Mit Kreuzkümmel und Ahornsirup ca. 1 Min. karamellisieren, mit Sojasauce würzen und noch 1 Min. braten, vom Herd nehmen. Für die Sauce alle Zutaten in einem kleinen Topf verrühren und kurz erwärmen. Asia-Gemüse, Linsenreis und Tempeh auf Teller verteilen und mit der Sauce beträufeln.

Für 2 Personen
Zubereitung: 30 Min.

Für das Gemüse
1 Frühlingszwiebel
1 Schalotte
1 Möhre
130 g TK-Zuckerschoten
100 g Ananas
1 gelbe Paprika
1 EL natives Kokosöl
160 g grüne TK-Bohnen
130 g TK-Erbsen
3 EL Sojasauce

Für den Linsenreis
140 g Linsen wie Reis
(z. B. von Davert)
Salz

Für den Tempeh
200 g Tempeh
1 TL natives Kokosöl
½ TL gemahlener Kreuzkümmel
1 TL Ahornsirup
1 EL Sojasauce

Für die Sauce
150 ml Kokosmilch
100 g Erdnussmus (ungesalzen)
½ TL Knoblauchpulver
1 EL Limettensaft
1 EL Sojasauce
1 EL Ahornsirup

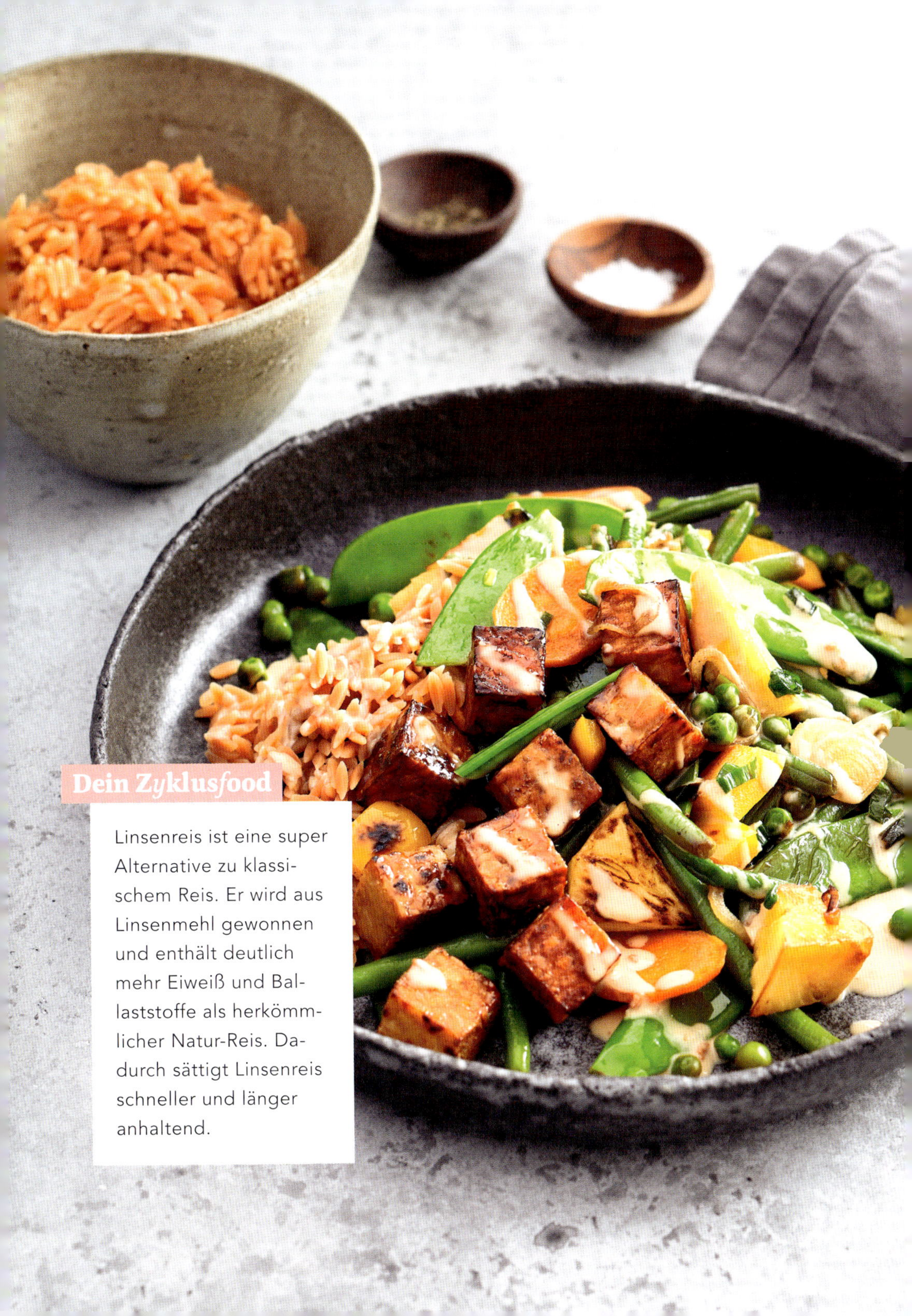

Dein Zyklusfood

Linsenreis ist eine super Alternative zu klassischem Reis. Er wird aus Linsenmehl gewonnen und enthält deutlich mehr Eiweiß und Ballaststoffe als herkömmlicher Natur-Reis. Dadurch sättigt Linsenreis schneller und länger anhaltend.

Follikelphase

Buddha Bowl

Für 2 Personen
Zubereitung: 20 Min.
Einweichen: 8 Std. (über Nacht)

90 g Grünkern
130 g Tempeh
2 TL natives Kokosöl
1 TL Brathähnchengewürz
2 EL Ahornsirup
2 EL Sojasauce
50 g Kürbiskerne
40 g Radicchio
1 gelbe Paprika
90 g TK-Erbsen
80 g Zuckerschoten
1 Avocado
4 EL Tahin (Sesampaste)
1 EL helle Misopaste
Saft von 1 Zitrone

1. Am Vorabend den Grünkern in einer Schüssel mit 180 ml Wasser ca. 8 Std., am besten über Nacht, einweichen. Am nächsten Tag samt Einweichwasser in einem Topf zugedeckt in ca. 10 Min. weich garen. Tempeh würfeln und in einer Pfanne in 1 TL Öl anbraten, mit Brathähnchengewürz bestreuen. Übriges Öl dazugeben und den Tempeh bei großer Hitze noch ca. 3 Min. braten. Mit 1 EL Ahornsirup kurz karamellisieren und mit 1 EL Sojasauce würzen, vom Herd nehmen.

2. Kürbiskerne in einer Pfanne ohne Fett 3–4 Min. rösten, herausnehmen und abkühlen lassen. Radicchio putzen, waschen und in Streifen schneiden. Paprika waschen, halbieren, weiße Trennwände und Kerne entfernen, Paprika würfeln. TK-Erbsen mit warmem Wasser übergießen und ca. 5 Min. auftauen lassen, in ein Sieb abgießen und abtropfen lassen. Zuckerschoten waschen und halbieren. Avocado halbieren, entkernen, schälen und würfeln. Grünkern, Tempeh, Radicchio, Paprika, Erbsen, Zuckerschoten und Avocado in Bowls anrichten und mit den Kernen bestreuen. Für das Dressing Tahin mit Miso, Zitronensaft, übrigem Ahornsirup, restlicher Sojasauce und 6 EL Wasser verrühren und über die Bowls träufeln.

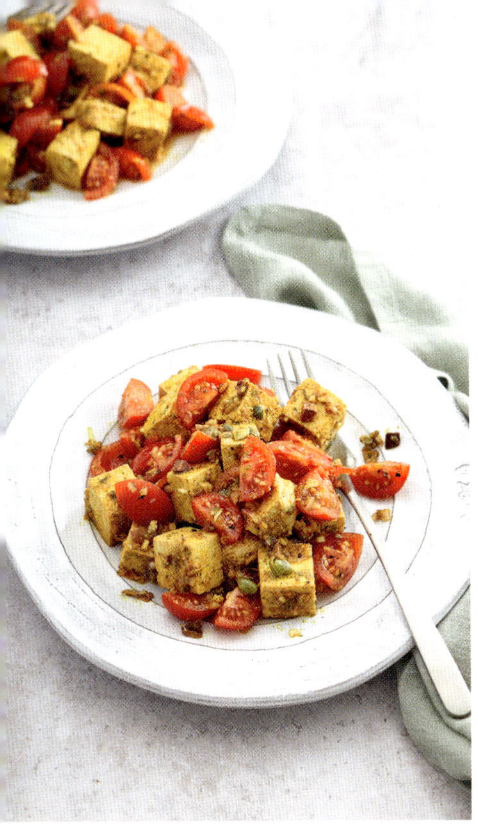

Follikelphase

Tofu-Tomaten-Salat

Für 2 Personen
Zubereitung: 15 Min.
Ziehen: 2 Std.

2 Schalotten, 2 Knoblauchzehen
1 EL Kalamata-Oliven (entsteint), mit 1 EL Oliveneinlegewasser
1 EL Kapern, 50 ml Olivenöl
3 EL helle Misopaste
2 TL getrockneter Oregano
1 TL gemahlene Kurkuma
1 TL getrockneter Majoran
500 g Tofu
Saft von ½ Zitrone
Salz, Pfeffer
500 g Kirschtomaten
2 EL Apfelessig

1. Für die Marinade Schalotten und Knoblauch schälen und fein würfeln. Oliven und Kapern hacken. Alles vier in einer Salatschüssel samt Oliveneinlegewasser, Olivenöl, Miso, Oregano, Kurkuma und Majoran verrühren.

2. Tofu mundgerecht würfeln. In einem Topf 800 ml Wasser mit Zitronensaft und 3 TL Salz aufkochen und den Tofu darin ca. 8 Min. köcheln lassen. Danach Tofu in ein Sieb abgießen und vorsichtig mit der Marinade verrühren. Im Kühlschrank mindestens 2 Std. ziehen lassen.

3. Zum Servieren die Tomaten waschen und vierteln, mit dem Tofu verrühren. Den Salat mit Salz, Pfeffer und Essig abschmecken und auf Tellern anrichten.

Follikelphase

Gefüllte Paprika

Für 2 Personen
Zubereitung: 30 Min.
Garen: 15 Min.

Für die Paprika
200 g Tofu
1 Schalotte
1 Knoblauchzehe
1 EL natives Kokosöl
4 EL Tomatenmark
150 ml trockener Rotwein
2 TL Ahornsirup
150 g stückige Tomaten (aus Glas oder Dose)
1 TL getrockneter Thymian
1 TL getrockneter Oregano
Salz, Pfeffer
2 große rote Paprika

Für die Sauce
2 EL helles Mandelmus
2 EL Hefeflocken
½ TL Salz
½ TL Zwiebelpulver

1. Für die Paprika den Backofen auf 180° vorheizen. Den Tofu mit einer Gabel zerdrücken. Schalotte und Knoblauch schälen und fein würfeln. Das Öl in einer Pfanne erhitzen und den Tofu darin ca. 7 Min. unter Rühren anbraten. Schalotte und Knoblauch dazugeben und ca. 3 Min. mitbraten. Das Tomatenmark hinzufügen und 3 Min. anrösten. Alles mit Wein ablöschen und ca. 2 Min. einköcheln lassen. Ahornsirup dazugeben und ca. 1 Min. karamellisieren. Stückige Tomaten, Thymian und Oregano einrühren, ca. 2 Min. köcheln lassen. Danach mit Salz und Pfeffer würzen, abkühlen lassen.

2. Für die Sauce alle Zutaten in einer Schüssel mit 50 ml Wasser verrühren, 3 EL Sauce abnehmen und unter die abgekühlte Tofumischung rühren.

3. Die Paprikaschoten waschen und den Deckel abschneiden. Kerne und weiße Trennhäute entfernen und die Paprika nebeneinander in eine ofenfeste Form stellen, die Deckel danebenlegen. Die Tofumischung auf die Paprikaschoten verteilen und die restliche Sauce darübergießen. Die Paprikaschoten im Ofen (Mitte) ca. 15 Min. garen, sodass aus der Mandelsauce eine schöne Kruste wird. Die Paprika noch warm mit Deckel servieren.

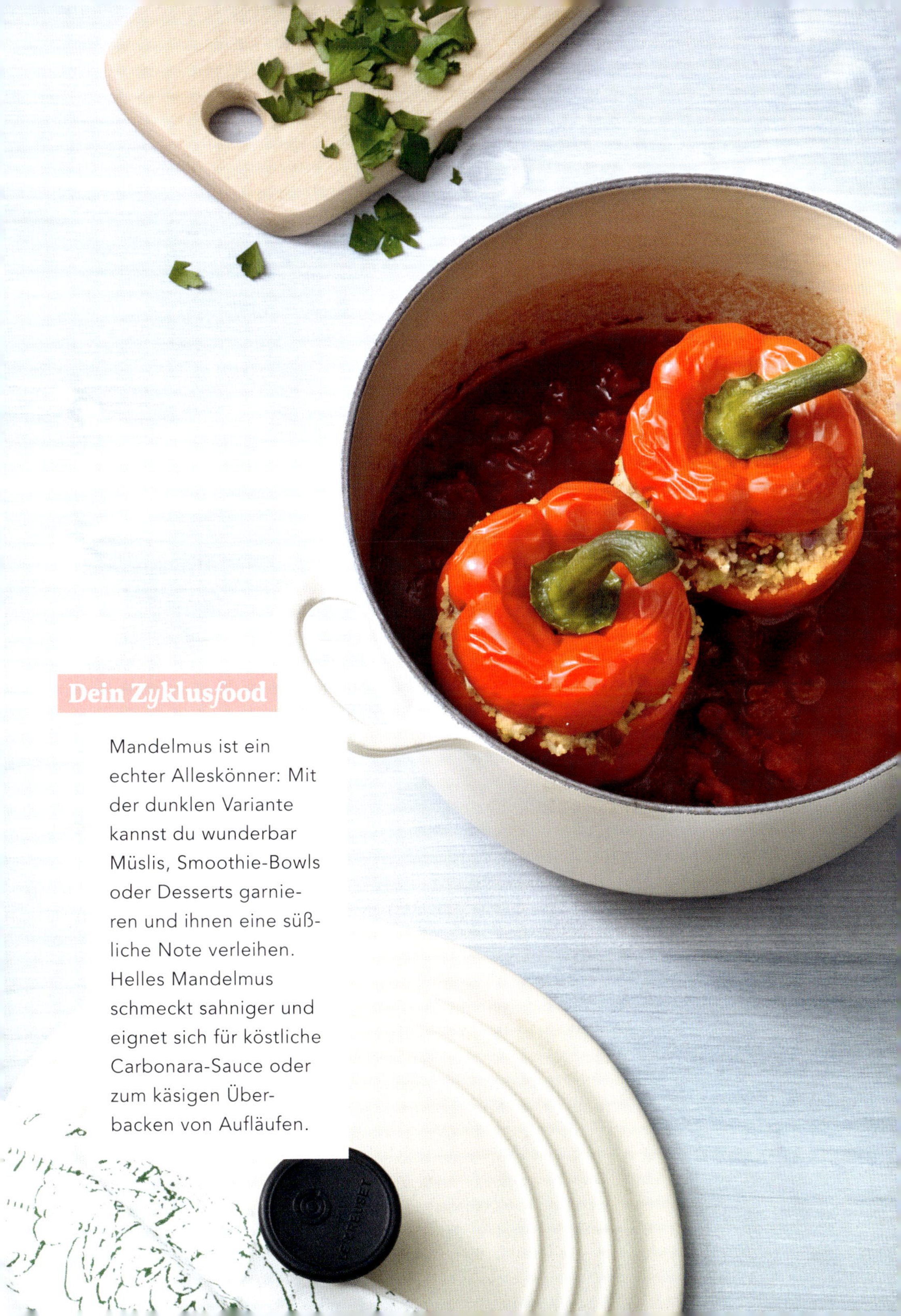

Dein Zyklusfood

Mandelmus ist ein echter Alleskönner: Mit der dunklen Variante kannst du wunderbar Müslis, Smoothie-Bowls oder Desserts garnieren und ihnen eine süßliche Note verleihen. Helles Mandelmus schmeckt sahniger und eignet sich für köstliche Carbonara-Sauce oder zum käsigen Überbacken von Aufläufen.

Follikelphase

Rohkost mit Dip

Für 2 Personen
Zubereitung: 15 Min.
Ziehen: 3 Std.

- 370 g ungesüßter Sojaghurt
- 2 TL Apfelessig
- 2 EL Petersilie
- 2 EL Schnittlauch
- 1,5 TL getrockneter Dill
- 1,5 TL Zwiebelpulver
- 1 TL Knoblauchpulver
- 1 TL Salz
- ½ TL Xylit
- 1 Möhre
- ½ Salatgurke
- ½ rote Paprika
- ½ orange Paprika

1. Für den Dip den Sojaghurt in eine Schüssel geben und mit allen Zutaten – bis auf das Gemüse – zu einem cremigen Dip verrühren. Am besten schmeckt er, wenn er im Kühlschrank einige Stunden durchziehen konnte.

2. Zum Servieren die Möhre schälen und in ca. 4 cm lange Streifen schneiden. Die Gurke schälen und in Sticks schneiden. Die Paprika waschen, halbieren, weiße Trennwände und Kerne entfernen und die Hälften ebenfalls in Streifen schneiden.

3. Die Gemüsesticks mit dem Dip servieren oder beides für unterwegs separat verpacken und mitnehmen. Bei der Rohkost kannst du nach Lust und Laune variieren.

Dein Zyklusfood

Sojaghurt ist ein klasse Lebensmittel – allerdings solltest du beim Kauf auf gute Qualität achten. Kaufe Sojaghurt, der auf seiner Zutatenliste »Sojabohnen« aufgeführt hat. So stellst du sicher, dass kein Sojaprotein-Isolat verwendet wurde. Außerdem können manche Sojaghurts einen leicht süßen Beigeschmack haben – am besten ausprobieren!

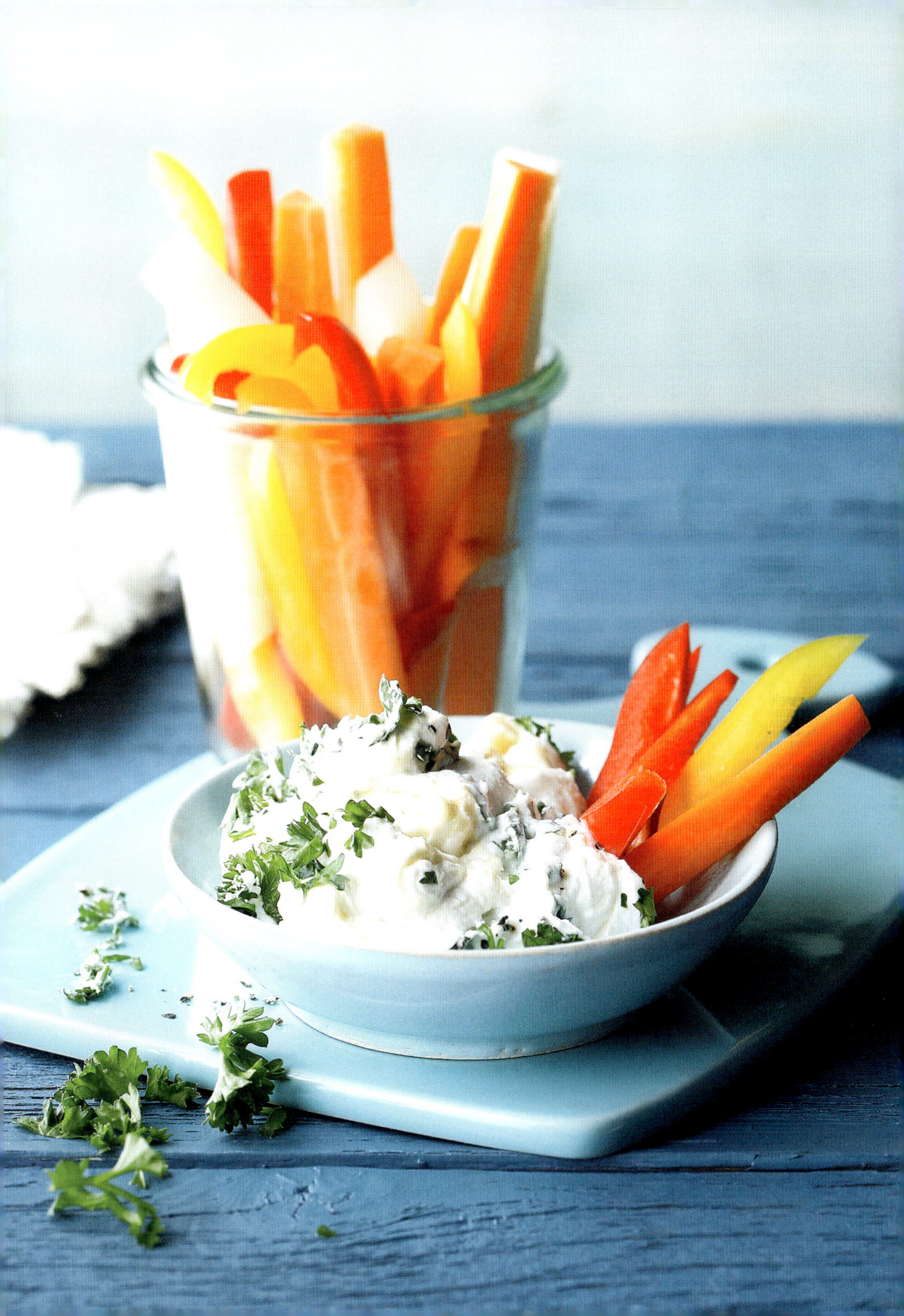

Follikelphase

Ananaskuchen

Für 1 kleine Springform (Ø 23 cm)
Zubereitung: 10 Min.
Einweichen: 5 Std. (über Nacht)
Backen: 20 Min.
Kühlen: 4 Std.

200 g Cashewkerne
200 g Vollkorn-Dinkelmehl
85 g natives Kokosöl
2 TL Ahornsirup
2 TL Eiswasser
55 g Kakaobutter
300 g Ananas
125 g ungesüßter Kokosjoghurt
2,5 EL Xylit
einige Ananasscheiben zum Garnieren (nach Belieben)
Öl und Mehl für die Form

1. Am Vorabend die Cashewkerne mindestens 5 Std., am besten über Nacht, in Wasser einweichen. Am nächsten Tag den Backofen auf 180° vorheizen. Die Form mit Öl einfetten und mit Mehl ausstäuben.

2. Für den Teig Dinkelmehl, Kokosöl, Ahornsirup und Eiswasser homogen verarbeiten. Die Form mit dem Teig gleichmäßig auskleiden und einen dünnen Rand hochziehen. Den Boden im Ofen (Mitte) ca. 20 Min. backen. Herausnehmen und abkühlen lassen.

3. Inzwischen für die Creme die Kakaobutter in einem Topf zerlassen. Cashewkerne in einem Sieb abbrausen. Ananas würfeln und mit Kakaobutter, Cashews, Joghurt und Xylit im Mixer fein pürieren. Creme auf dem Boden verteilen und den Kuchen im Kühlschrank mindestens 4 Std. fest werden lassen. Zum Servieren nach Belieben mit Ananasscheiben garnieren.

Dein Zyklus*food*

Hier kannst du nach Lust und Laune die Obstsorten tauschen. Ich liebe diesen Kuchen beispielsweise auch mit Nektarinen – dazu ersetze ich einfach die Ananas durch die gleiche Menge Nektarinen. Auch Kirschen eignen sich super und passen gut zur Creme!

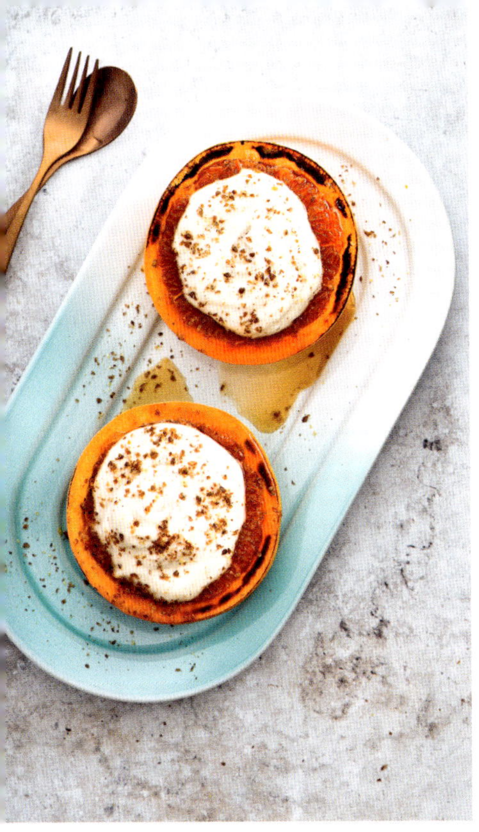

Follikelphase

Ofengrapefruit

Für 2 Personen
Zubereitung: 15 Min.
Grillen: 10 Min.

2 Grapefruits
4 TL Kokosblütenzucker
160 g ungesüßter Kokosjoghurt
2 TL Cashewmus
1 EL Xylit
Mark von 1 Vanilleschote (nach Belieben)
2 TL geschrotete Leinsamen

1. Den Backofengrill auf 200° vorheizen. Ein Backblech mit Backpapier belegen. Die Grapefruits halbieren, mit einem scharfen Messer jeweils zwischen Fruchtfleisch und Schale entlangschneiden und die Grapefruithälften vorsichtig im Ganzen herauslösen. Die Hälften sternförmig entlang der Trennwände zerteilen und dann zusammengefügt wieder in die Grapefruit setzen. So lässt sich das Fruchtfleisch später leichter herauslöffeln. Auf jede Hälfte 1 TL Kokosblütenzucker geben und verstreichen, sodass das gesamte Fruchtfleisch bedeckt ist. Die Grapefruits auf das Blech setzen und im Ofen (oben) ca. 10 Min. grillen.

2. Währenddessen Kokosjoghurt, Cashewmus, Xylit und Vanillemark (nach Belieben) in einer Schüssel zu einer glatten Creme verrühren. Die Grapefruits aus dem Ofen nehmen und auf Teller setzen. Gleichmäßig mit der Kokoscreme beträufeln und mit je ½ TL Leinsamen bestreuen. Am besten warm genießen.

Eisprungphase

Quinoa-Porridge

Für 2 Personen
Zubereitung: 45 Min.

90 g Quinoa
350 ml ungesüßter Haselnussdrink
½ Banane
Salz
200 g Blaubeeren
3 EL Kokosraspel
2 TL dunkles Mandelmus

1. Die Quinoa in einem Sieb unter fließendem Wasser abbrausen. Danach in einem Topf mit 120 ml Wasser und Haselnussdrink aufkochen und offen bei mittlerer Hitze 30–40 Min. köcheln lassen, bis eine breiige Konsistenz entstanden ist.

2. Die Banane schälen, halbieren und mit einer Gabel zerdrücken. Den Bananenbrei zum Quinoa-Porridge geben und gut unterrühren. Mit 1 Prise Salz abschmecken.

3. Zum Servieren die Beeren verlesen, waschen und trocken tupfen. Den Porridge auf Schalen verteilen und mit Blaubeeren und Kokosraspeln bestreuen. Zuletzt das Mandelmus darüberträufeln.

Dein *Zyklusfood*

Das Pseudogetreide Quinoa ist glutenfrei und versorgt dich mit hochwertigem Eiweiß. Auch Mikronährstoffe stecken in Quinoa: Magnesium, Eisen, Folsäure, Zink und Mangan. Wichtig: Quinoa vor der Verwendung gründlich in einem Sieb abbrausen, sonst schmeckt er bitter.

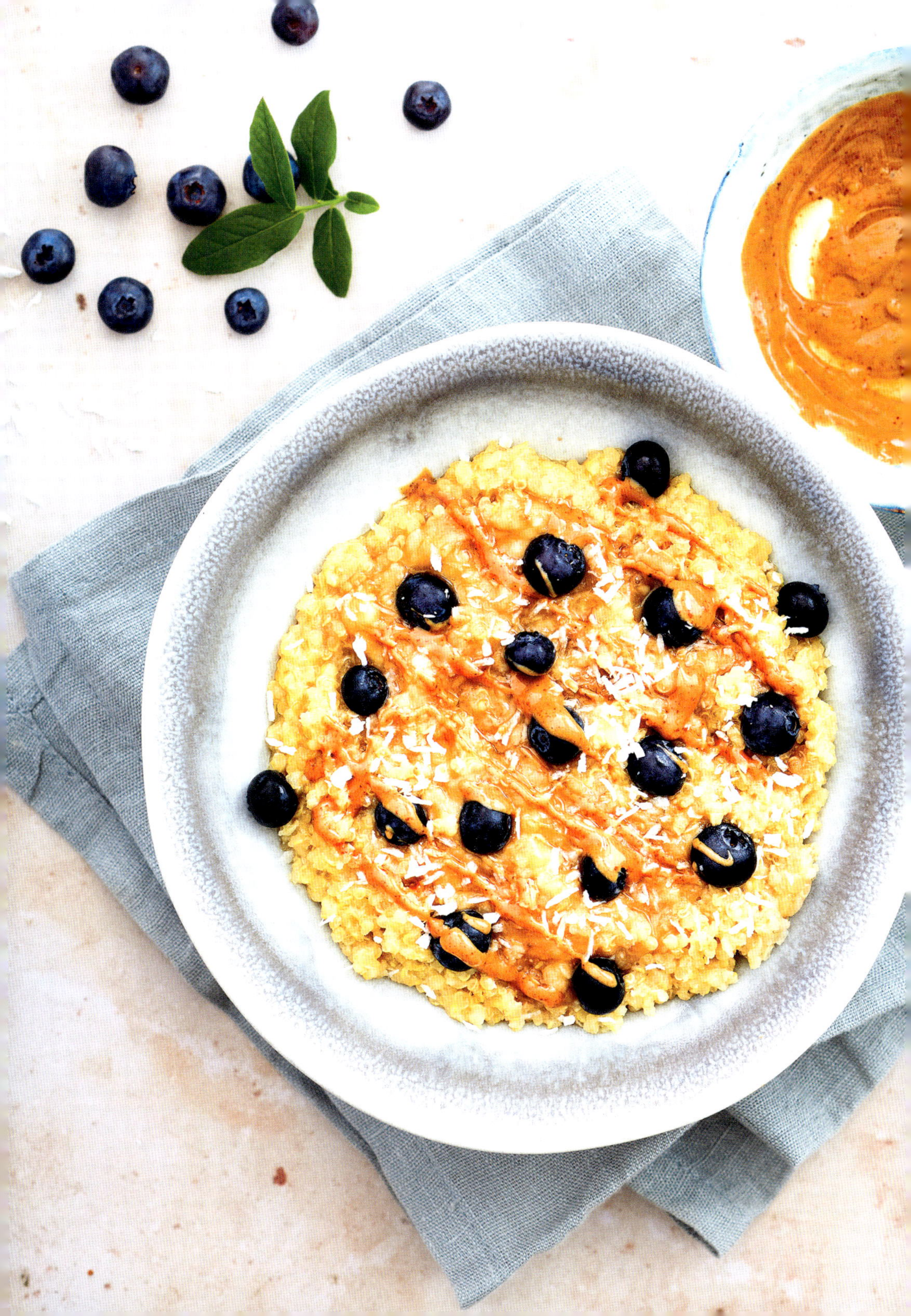

Eisprungphase

Brokkoli-Smoothie

Für 2 Personen
Zubereitung: 5 Min.
Einweichen: 5 Std. (über Nacht)

4 Datteln (entsteint)
100 g Brokkoli
1 überreife Banane (ca. 120 g)
180 g TK-Erdbeeren
Saft von 1 Zitrone
½ EL Proteinpulver mit Vanillegeschmack
1 TL geschälte Hanfsamen
½ TL Chiasamen

1. Am Vorabend die Datteln mindestens 5 Std., am besten über Nacht, in Wasser einweichen. Am nächsten Tag in ein Sieb abgießen, dabei das Einweichwasser auffangen und nach Belieben zum Süßen verwenden. Den Brokkoli putzen, waschen und in Röschen teilen. Die Banane schälen, halbieren und mit einer Gabel zerdrücken.

2. Alle Zutaten – bis auf die Hanf- und Chiasamen – mit 200 ml Wasser (nach Belieben hierzu das Datteleinweichwasser nehmen) in den Mixer geben und zu einem sämigen Smoothie pürieren. Den Smoothie auf Gläser verteilen und mit Hanf- und Chiasamen bestreuen.

Dein Zyklusfood

Proteinpulver ergänze ich gerne in süßen Rezepten, um eine lange Sättigung und gute Nährstoffversorgung zu erzielen. Achte bei der Wahl des Proteinpulvers auf gute Qualität. Wichtig ist, dass das Pulver essenzielle Aminosäuren enthält, weil unser Körper die nicht selbst herstellen kann.

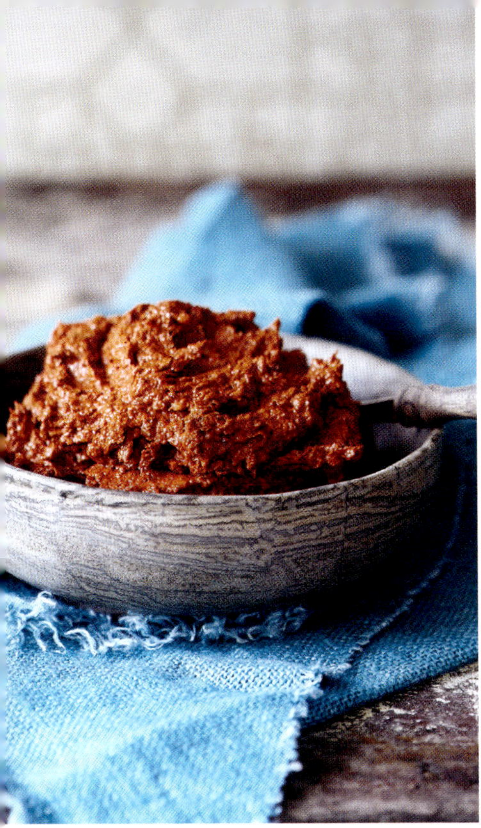

Eisprungphase

Paprikaaufstrich

Für 2 Personen
Zubereitung: 5 Min.
Rösten: 40 Min.
Kühlen: 30 Min.

2 rote Paprika
3 EL Olivenöl
35 g Mandeln
1 EL Hefeflocken
1 EL Tomatenmark
1 TL geräuchertes Paprikapulver
½ TL Zwiebelpulver
½ TL Knoblauchpulver
½ TL Zitronensaft
Salz, Pfeffer

1. Den Backofen auf 200° (Umluft) vorheizen. Ein Backblech mit Backpapier belegen. Die Paprika waschen, halbieren, weiße Trennwände und Kerne entfernen. Jede Hälfte oben und unten mit 1 TL Olivenöl bestreichen und mit der Haut nach oben auf das Blech legen. Im Ofen (Mitte) ca. 30 Min. rösten. Danach herausnehmen, sofort in eine Glasschüssel mit Deckel geben und luftdicht verschließen. Die Paprikaschoten so ca. 30 Min. abkühlen lassen.

2. Währenddessen die Backofentemperatur auf 160° reduzieren und die Mandeln auf einem Backblech ca. 10 Min. rösten. Herausnehmen und kurz abkühlen lassen. Die Paprika häuten, dann mit Mandeln und restlichen Zutaten in den Mixer geben und alles zu einem cremigen Aufstrich pürieren. Mit Salz und Pfeffer abschmecken und am besten mit frischem Vollkornbrot genießen.

Eisprungphase

Brokkolisuppe

Für 3–4 Personen
Zubereitung: 15 Min.

3 Schalotten
3 Knoblauchzehen
375 g Brokkoli
15 g Basilikum
20 g Pinienkerne
1 EL natives Kokosöl
1 l Gemüsebrühe
2 EL Zitronensaft
1 EL Ahornsirup
2 EL Hefeflocken
Salz, Pfeffer
1 Beet Gartenkresse

1. Die Schalotten schälen und in Ringe schneiden. Den Knoblauch schälen und fein würfeln. Den Brokkoli putzen, waschen und in Röschen teilen, den Strunk schälen. Das Basilikum waschen und trocken tupfen. Die Pinienkerne in einer Pfanne ohne Fett bei mittlerer bis starker Hitze 2–3 Min. rösten. Herausnehmen und abkühlen lassen.

2. Das Öl in einem Topf erhitzen und die Schalotten darin ca. 2 Min. unter Rühren andünsten. Den Knoblauch dazugeben und ca. 4 Min. anbraten. Die Brühe hinzufügen und kurz aufkochen. Anschließend den Herd ausschalten, den Brokkoli in die heiße Brühe geben und darin ca. 5 Min. ziehen lassen.

3. Danach Basilikum, Zitronensaft, Ahornsirup und Hefeflocken hinzufügen und alles im Topf mit dem Pürierstab zu einer cremigen Suppe pürieren. Mit Salz und Pfeffer abschmecken. Zum Servieren die Kresse vom Beet schneiden, in einem Sieb abbrausen und abtropfen lassen. Die Suppe auf tiefe Teller oder Schalen verteilen und mit Pinienkernen und Kresse bestreuen. Falls du keine Pinienkerne zur Hand hast, kann das Topping auch andere Kerne enthalten.

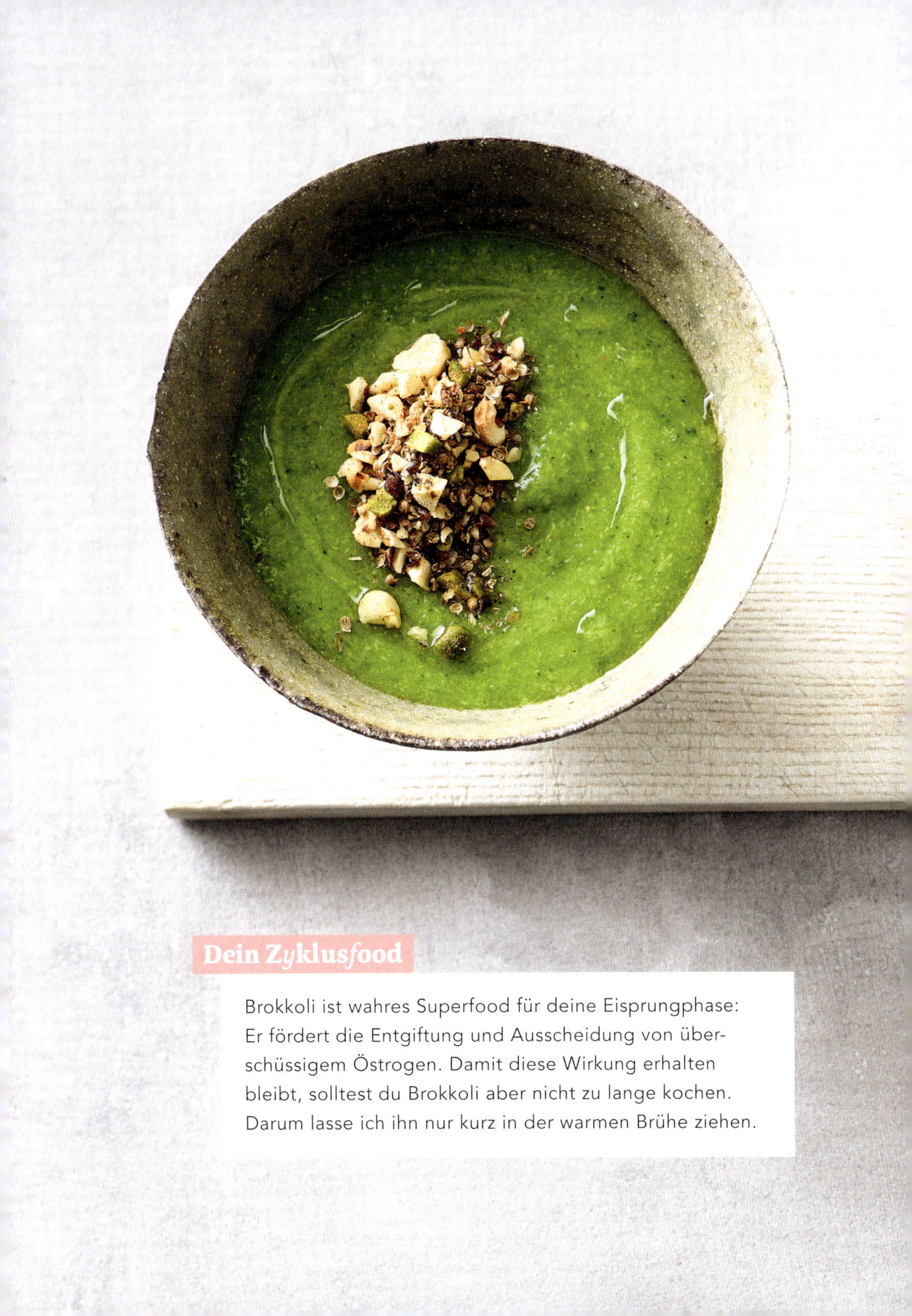

Dein Zyklusfood

Brokkoli ist wahres Superfood für deine Eisprungphase: Er fördert die Entgiftung und Ausscheidung von überschüssigem Östrogen. Damit diese Wirkung erhalten bleibt, solltest du Brokkoli aber nicht zu lange kochen. Darum lasse ich ihn nur kurz in der warmen Brühe ziehen.

Eisprungphase

Gemüse-Quinotto

Für 2 Personen
Zubereitung: 45 Min.

3 Schalotten
1 Knoblauchzehe
5 Frühlingszwiebeln
250 g Brokkoli
200 g weißer Spargel
1 EL natives Kokosöl
350 g Quinoa
50 ml Weißwein
1,2 l Gemüsebrühe
250 g TK-Erbsen
100 g Hefeflocken
Salz, Pfeffer
1 Spritzer Zitronensaft

1. Schalotten und Knoblauch schälen und fein würfeln. Die Frühlingszwiebeln putzen, waschen und in dünne Ringe schneiden. Den Brokkoli putzen, waschen und in Röschen teilen, den Strunk schälen. Den Spargel waschen, schälen und die holzigen Enden entfernen, die Stangen in ca. 1 cm lange Stücke schneiden.

2. In einem großen Topf etwas Öl erhitzen und Schalotten, Knoblauch und Frühlingszwiebeln darin bei starker Hitze in 4–5 Min. glasig braten. Die Quinoa in einem Sieb unter fließendem Wasser abbrausen, in den Topf geben und bei mittlerer Hitze ca. 10 Min. anrösten. Falls das Ganze zu trocken wird, noch etwas Öl dazugeben.

3. Anschließend alles mit dem Wein ablöschen und ca. 3 Min. einkochen lassen. Die Brühe dazugeben und alles ca. 15 Min. garen. Den Brokkoli hinzufügen und ca. 5 Min. mitgaren. Danach den Spargel dazugeben und noch ca. 5 Min. garen, anschließend Erbsen und Hefeflocken unterrühren.

4. Zum Servieren das Quinotto mit Salz, Pfeffer und Zitronensaft abschmecken und auf tiefe Teller oder Schalen verteilen.

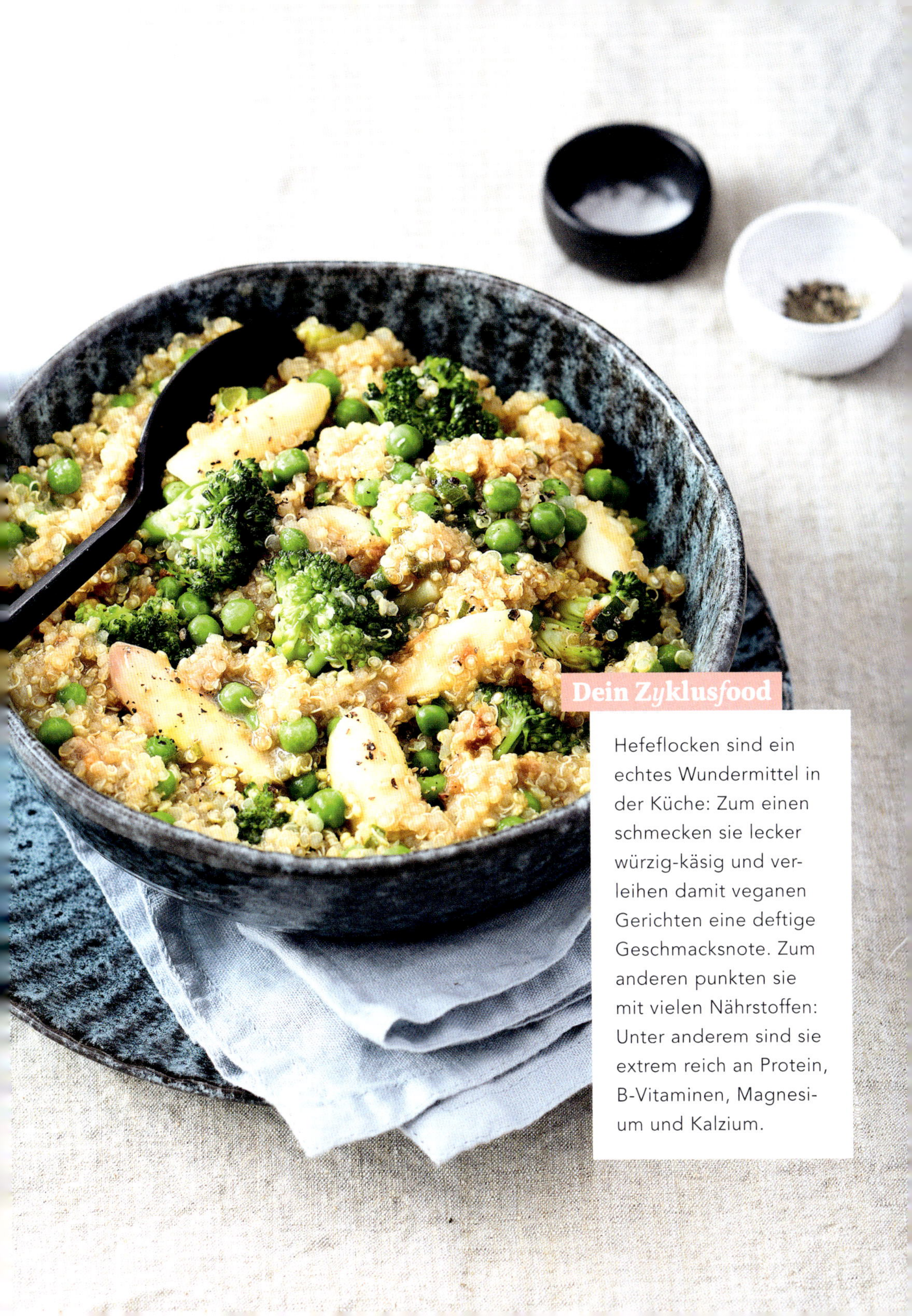

Dein Zyklusfood

Hefeflocken sind ein echtes Wundermittel in der Küche: Zum einen schmecken sie lecker würzig-käsig und verleihen damit veganen Gerichten eine deftige Geschmacksnote. Zum anderen punkten sie mit vielen Nährstoffen: Unter anderem sind sie extrem reich an Protein, B-Vitaminen, Magnesium und Kalzium.

Eisprungphase

Wildkräutersalat

Für 2 Personen
Zubereitung: 10 Min.

150 g Wildkräutermischung (vom Wochenmarkt)
100 g Radieschen
60 g Salatgurke
100 g Kirschtomaten
80 g Brokkoli
10 g getrocknete Gojibeeren
12 g Minze
60 g helles Mandelmus
30 ml Zitronensaft
1 EL Olivenöl
1 TL Ahornsirup
Salz

1. Die Wildkräuter verlesen, waschen, trocken schleudern und in eine Salatschüssel geben. Die Radieschen putzen, waschen und in dünne Scheiben schneiden. Die Gurke waschen, vierteln und in dünne Scheiben schneiden. Die Tomaten waschen und halbieren. Den Brokkoli putzen, waschen und in Röschen teilen, den Strunk schälen. Das Gemüse mit den Gojibeeren in die Salatschüssel geben.

2. Für das Dressing die Minze waschen und trocken tupfen, dann mit 100 ml Wasser, Mandelmus, Zitronensaft, Öl, Ahornsirup und 1 Prise Salz in den Mixer geben. Alles zu einer cremigen Sauce mischen und über den Salat geben.

Dein Zyklusfood

Wildkräuter sind deutlich naturbelassener als herkömmliche Salate und Kräuter. Sie enthalten besonders viele Bitterstoffe, die deine Verdauung anregen und die Entgiftung fördern. Bekommst du keine Wildkräuter, kannst du auch eine Mischung aus verschiedenen Salaten wie Feldsalat, Rucola, Frisée etc. verwenden.

Eisprungphase

Zoodles mit Linsen-Bolo

Für 2 Personen
Zubereitung: 40 Min.

1 Schalotte
1 Knoblauchzehe
1 Stange Staudensellerie
1 Möhre
1 EL Olivenöl
1 EL Tomatenmark
200 g passierte Tomaten (aus dem Glas)
225 ml Gemüsebrühe
½ TL getrockneter Thymian
½ TL getrockneter Oregano
60 g rote Linsen
Salz, Pfeffer
2 kleine Zucchini
1 EL Basilikumblätter
einige Hefeflocken (nach Belieben)

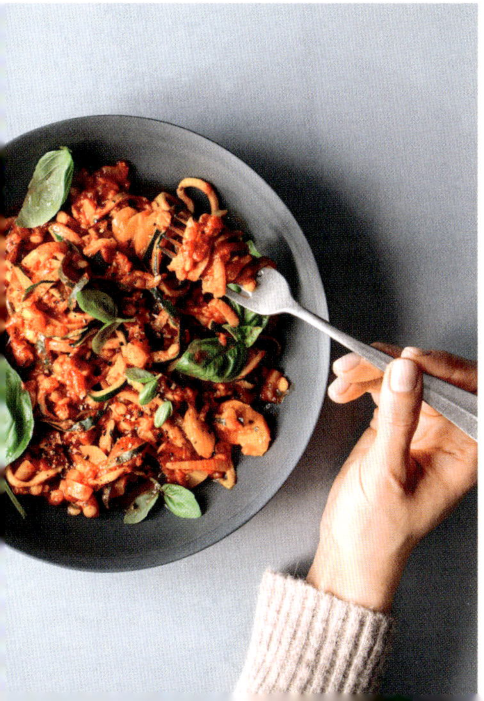

1. Schalotte und Knoblauch schälen und fein würfeln. Sellerie putzen, waschen und in kleine Würfel schneiden. Möhre schälen und auf der Gemüsereibe fein raspeln oder in dünne Scheiben schneiden.

2. Etwas Öl in einer Pfanne erhitzen und Schalotte, Knoblauch, Selleriestücke und Möhrenraspel darin bei mittlerer Hitze 2–3 Minuten andünsten. Danach das Tomatenmark dazugeben und ca. 2 Min. anrösten. Tomatenpüree, Brühe, Thymian, Oregano und Linsen hinzufügen, alles aufkochen und zugedeckt bei kleiner bis mittlerer Hitze ca. 25 Min. köcheln lassen, bis die Linsen gar sind. Die Bolognese mit Salz und Pfeffer abschmecken.

3. Inzwischen die Zucchini putzen, waschen und mit einem Spiral- oder Julienneschneider zu langen, dünnen Streifen schneiden. In den Topf mit der warmen Bolognese geben und darin ca. 3 Min. weich ziehen lassen. Danach die Zoodles auf tiefen Tellern anrichten und mit Basilikum und nach Belieben mit etwas Hefeflocken bestreuen.

Eisprungphase

Gefüllte Auberginen

Für 2 Personen
Zubereitung: 20 Min.
Garen: 25 Min.

100 g Beluga-Linsen
1 Stück Kombu-Alge (nach Belieben)
2 Auberginen
5 TL zerlassenes natives Kokosöl
1 Schalotte
1 Knoblauchzehe
1 TL Ahornsirup
6 EL stückige Tomaten (aus Dose oder Glas)
½ TL edelsüßes Paprikapulver
½ TL gemahlener Kreuzkümmel
¼ TL Cayennepfeffer
Salz, Pfeffer
5 g Basilikum
1 EL Zitronensaft
2 EL helles Mandelmus
2 EL Hefeflocken
½ TL Zwiebelpulver

1. Backofen auf 250° vorheizen. Ein Backblech mit Backpapier belegen. Linsen in einem Topf in 200 ml Wasser nach Belieben mit der Alge aufkochen und zugedeckt bei kleiner Hitze in 15–20 Min. bissfest köcheln lassen. In ein Sieb abgießen, abbrausen und abtropfen lassen, Alge entfernen. Auberginen waschen, längs halbieren und das Fruchtfleisch vorsichtig herauslösen, sodass nur ein Rand bleibt. Ausgelöstes Fruchtfleisch würfeln. Auberginenhälften innen mit 1 TL Öl bestreichen, auf das Blech legen und im Ofen (Mitte) ca. 15 Min. rösten.

2. Schalotte und Knoblauch schälen, fein würfeln und in einer Pfanne im übrigen Öl ca. 2 Min. andünsten. Auberginenwürfel dazugeben und 6–8 Min. kräftig anbraten, dabei leicht ausdrücken. Ahornsirup hinzufügen und ca. 1 Min. karamellisieren. Tomatenstücke, Gewürze und gegarte Linsen unterrühren, salzen und pfeffern.

3. Basilikum waschen, mit 45 ml Wasser und Zitronensaft im Mixer fein pürieren. Mit Mandelmus, Hefeflocken, Zwiebelpulver und ¼ TL Salz verrühren. Auberginen aus dem Ofen nehmen (die Ofentemperatur auf 200° reduzieren), mit Linsen-Mix füllen und mit Sauce beträufeln. Auberginen im Ofen ca. 10 Min. überbacken.

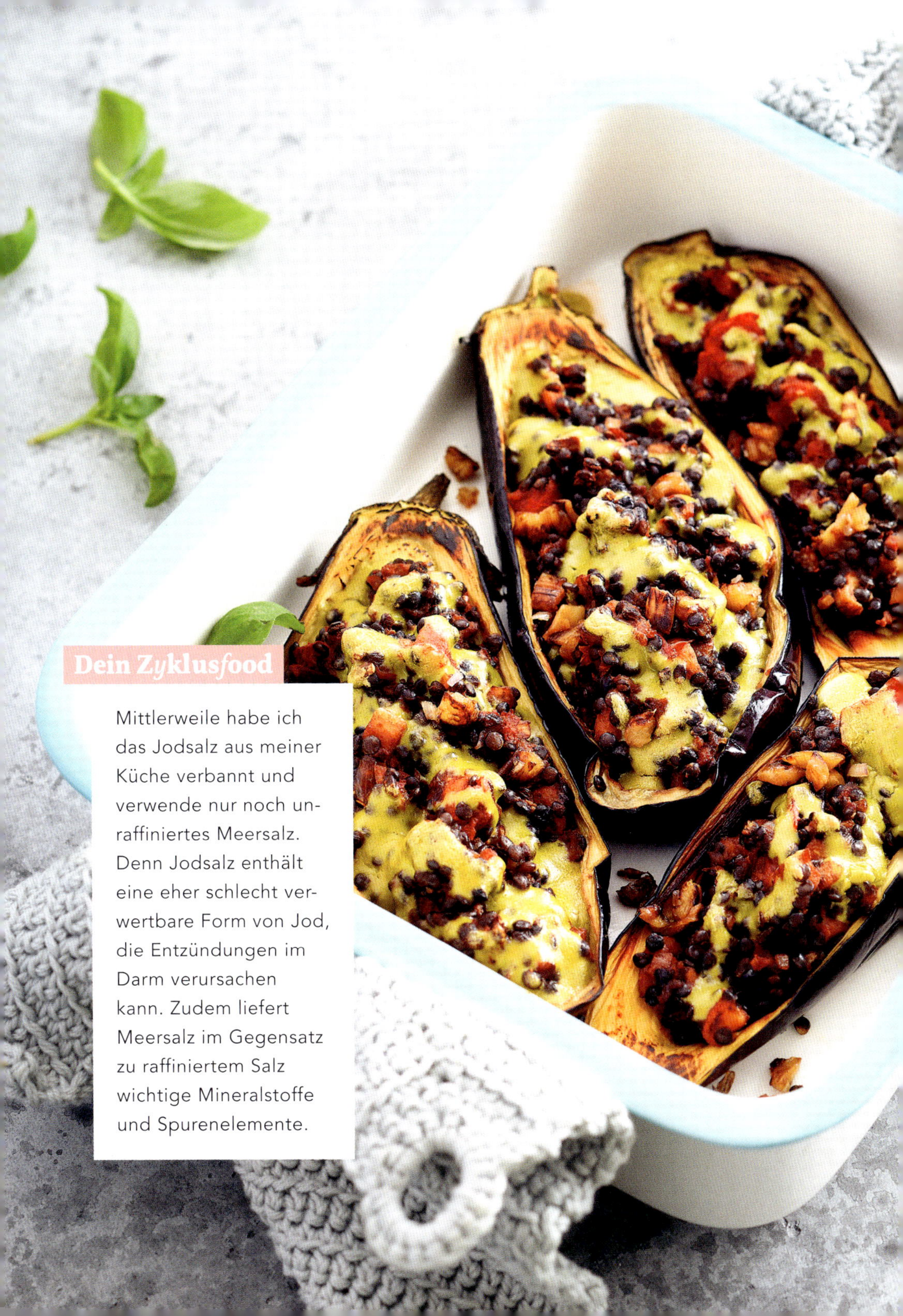

Dein Zyklusfood

Mittlerweile habe ich das Jodsalz aus meiner Küche verbannt und verwende nur noch unraffiniertes Meersalz. Denn Jodsalz enthält eine eher schlecht verwertbare Form von Jod, die Entzündungen im Darm verursachen kann. Zudem liefert Meersalz im Gegensatz zu raffiniertem Salz wichtige Mineralstoffe und Spurenelemente.

Eisprungphase

Ofenrosenkohl

Für 2–3 Personen
Zubereitung: 10 Min.
Rösten: 15 Min.
Garen: 15 Min.

85 g Mandeln
1 EL Ahornsirup
Salz
750 g Rosenkohl
1,5 EL Olivenöl
Pfeffer

Für das Dressing
1 Knoblauchzehe
abgeriebene Schale von ½ Bio-Zitrone
2 EL Olivenöl
2 EL Zitronensaft
2 EL Hefeflocken
1 EL helles Mandelmus
1 TL Ahornsirup

1. Den Backofen auf 180° vorheizen. Die Mandeln mit 1 EL Ahornsirup und 1 Prise Salz in einer Schüssel gründlich verrühren, sodass sie rundum gut überzogen sind. Auf einem Backblech verteilen und im Ofen (Mitte) ca. 10 Min. rösten. Dann wenden und weitere 5 Min. backen. Herausnehmen, abkühlen lassen und grob hacken, den Backofen nicht ausschalten!

2. Inzwischen den Rosenkohl putzen, waschen und halbieren (ergibt ca. 500 g geputzten Rosenkohl). In eine Schüssel geben und mit dem Öl gut verrühren, sodass jeder Rosenkohl gut eingeölt ist. Auf dem Backblech verteilen und mit etwas Salz bestreuen, dann im Ofen ca. 15 Min. rösten. Den Rosenkohl herausnehmen und mit den Mandeln in eine Schüssel geben.

3. Für das Dressing den Knoblauch schälen und in dünne Scheiben schneiden. Mit den übrigen Zutaten in den Mixer geben und alles zu einer cremigen Sauce pürieren. Kohl und Mandeln mit dem Dressing gut verrühren, salzen und pfeffern und zum Servieren auf Teller verteilen.

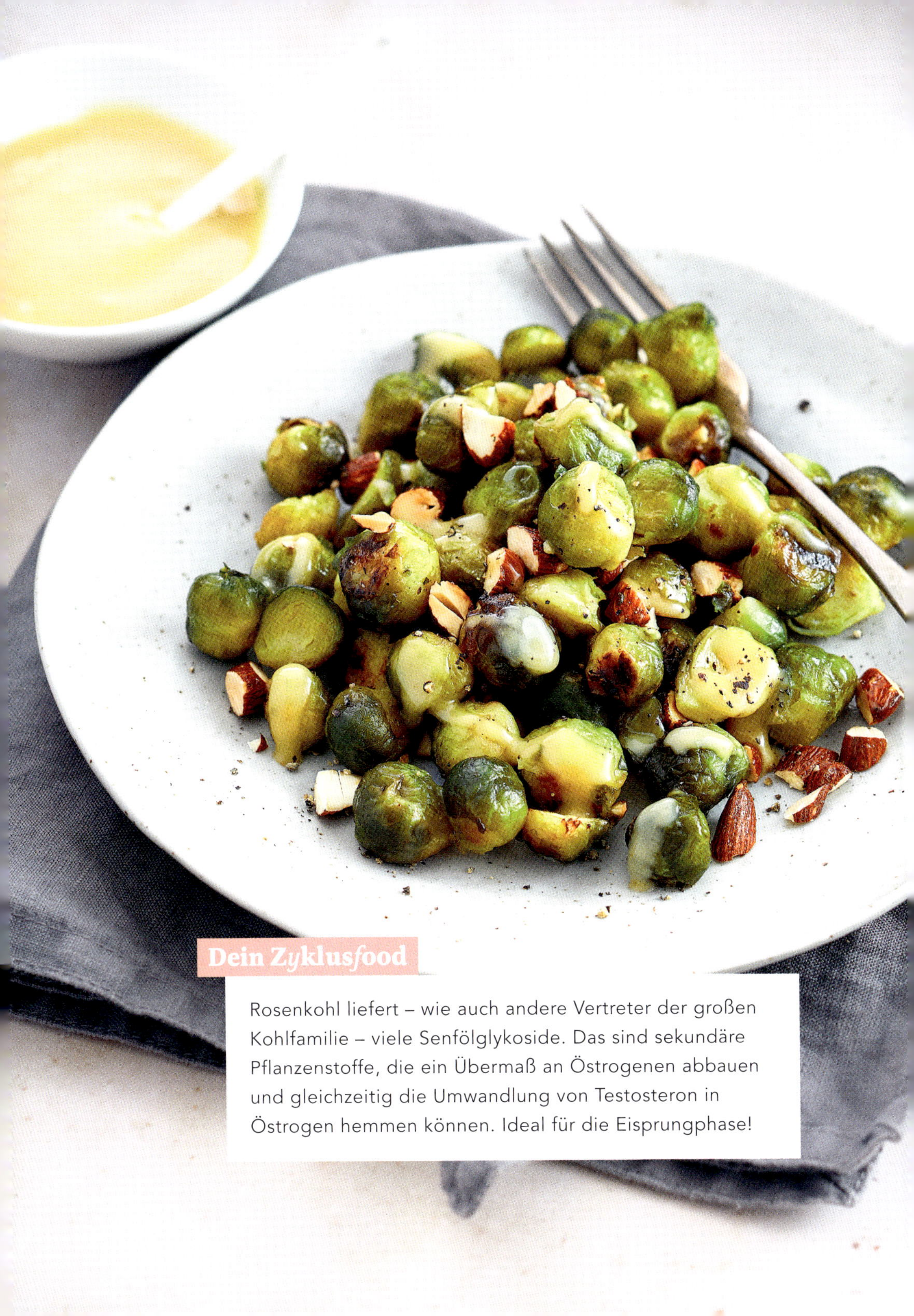

Dein Zyklusfood

Rosenkohl liefert – wie auch andere Vertreter der großen Kohlfamilie – viele Senfölglykoside. Das sind sekundäre Pflanzenstoffe, die ein Übermaß an Östrogenen abbauen und gleichzeitig die Umwandlung von Testosteron in Östrogen hemmen können. Ideal für die Eisprungphase!

Eisprungphase

Quinoa-Muffins

1. Den Backofen auf 200° (Umluft) vorheizen. Die Papierbackförmchen auf die Form verteilen. Für den Teig die Quinoa in einem Sieb unter fließendem Wasser abbrausen, mit 220 ml Wasser in einem Topf aufkochen und zugedeckt bei mittlerer Hitze in ca. 20 Min. weich garen. Inzwischen Chiasamen in 80 ml Wasser ca. 10 Min. quellen lassen, dabei ab und zu umrühren.

2. Danach Chiasamen mit Haferdrink, Kokosöl und Ahornsirup verrühren. Die Mandeln im Mixer fein mahlen und mit Maisgrieß, Backpulver und Natron vermengen. Alles mit dem Haferdrink-Mix übergießen und die gegarte Quinoa einrühren. Die Blaubeeren verlesen, waschen, trocken tupfen und unter den Teig heben. Den Teig gleichmäßig auf die Förmchen verteilen und im Ofen (Mitte) ca. 30 Min. backen.

3. Inzwischen für die Glasur alle Zutaten verrühren. Die Muffins aus dem Ofen nehmen, kurz abkühlen lassen, aus den Mulden der Form lösen und noch warm mit der Glasur bestreichen.

Für 1 12er-Muffinform
Zubereitung: 20 Min.
Quellen: 10 Min.
Backen: 30 Min.

Für den Teig
90 g Quinoa
2 EL Chiasamen
50 ml ungesüßter Haferdrink
25 ml zerlassenes natives Kokosöl
3,5 EL Ahornsirup
15 g Mandeln
85 g Maisgrieß (Polenta)
2 TL Backpulver
¼ TL Natron
150 g Blaubeeren
12 Muffin-Papierbackförmchen

Für die Glasur
6 EL Kokosmilch
1 EL helles Mandelmus
2–3 TL Kokosblütenzucker

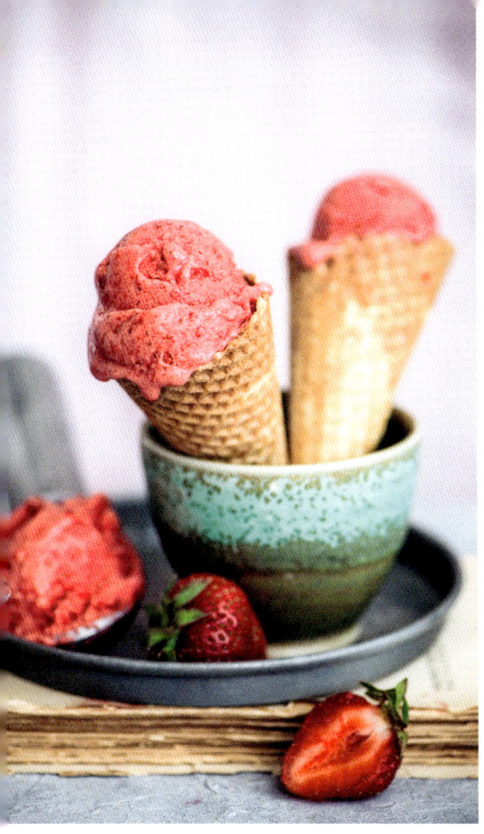

Eisprungphase

Erdbeer-Bananen-Eis

Für 2 Personen
Zubereitung: 5 Min.
Gefrieren: 3 Std.

3 Bananen (ca. 210 g)
1 Vanilleschote
110 g TK-Erdbeeren
125 ml ungesüßter Mandeldrink

1. Die Bananen in Scheiben schneiden, in eine Glasbox geben und zugedeckt im Tiefkühlfach in ca. 2 Std. gefrieren. Die Vanilleschote längs halbieren und das Mark herauskratzen.

2. Danach die gefrorenen Bananenscheiben mit TK-Erdbeeren, Mandeldrink und Vanillemark in den Mixer geben und gut pürieren, sodass keine Stückchen mehr sichtbar sind. Das Ganze hat jetzt die Konsistenz eines Milchshakes und lässt sich auch so trinken.

3. Für ein Eis die Masse in eine Glasschale mit Deckel geben und zugedeckt nochmals ca. 1 Std. tiefkühlen. Danach mit einem Eislöffel Kugeln aus der Eiscreme formen und auf Schalen oder Waffeln verteilen.

Dein Zyklusfood

Erdbeeren schmecken zwar süß, sind aber kalorienarm und mit Nährstoffen vollgepackt. Schon 8 Erdbeeren liefern mehr Vitamin C als 1 Orange. Dazu sind die Beeren reich an Antioxidantien.

Lutealphase

Chia-Bowl mit Kiwi

Für 2 Personen
Zubereitung: 5 Min.
Einweichen: 5 Std. (über Nacht)
Quellen: 2 Std.

2 Datteln (entsteint)
225 g ungesüßter Haferdrink
1 EL Proteinpulver mit Vanillegeschmack
45 g Chiasamen
5 Kiwis
2 EL Xylit
20 g geröstete Pistazienkerne (ungesalzen)

1. Am Vorabend die Datteln mindestens 5 Std., am besten über Nacht, in Wasser einweichen.

2. Am nächsten Tag abgießen, mit Haferdrink und Proteinpulver in den Mixer geben und alles so lange pürieren, bis keine Stücke mehr sichtbar sind. Den Mix mit den Chiasamen in einer Schüssel verrühren, auf Bowls verteilen und im Kühlschrank ca. 2 Std. quellen lassen.

3. Währenddessen 3 Kiwis schälen, mit dem Xylit in den Mixer geben und fein pürieren. Die Masse auf den Chiasamen verteilen. Die 2 restlichen Kiwis schälen und quer in dünne Scheiben schneiden. Die Pistazien hacken.

4. Zum Servieren die Chia-Bowls mit den Kiwischeiben und den gehackten Pistazien garnieren.

Dein Zyklusfood

Xylit und Erythrit sind Zuckeraustauschstoffe, die nicht synthetisch sind, sondern aus der Natur stammen. Xylit wird aus Holz gewonnen, Erythrit aus Lebensmitteln wie Pflaumen oder Pilzen. Beide verstoffwechselt der Körper ohne Insulin, sie greifen die Zähne nicht an und sind kalorienarm.

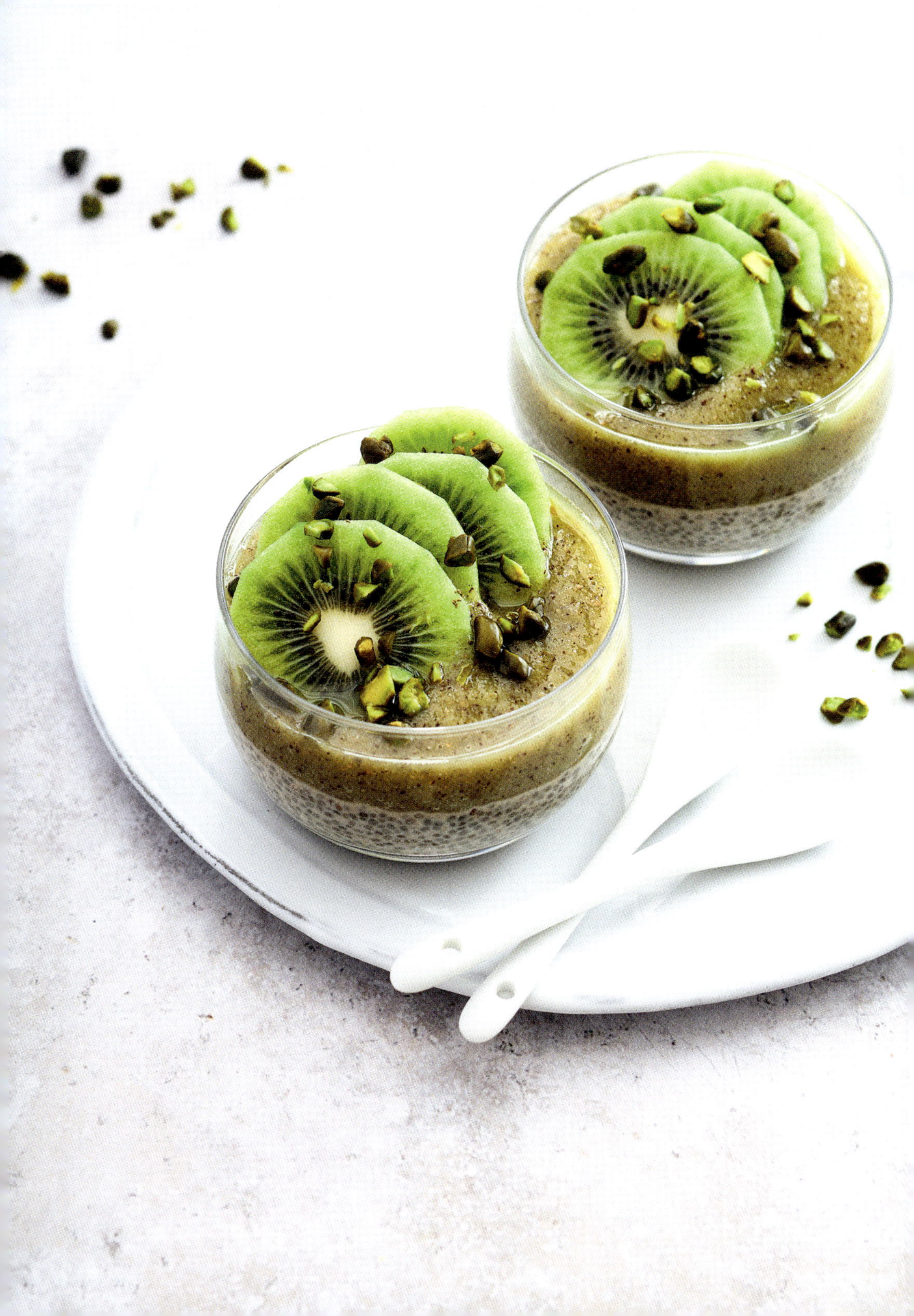

Lutealphase

Overnight-Kürbis-Porridge

Für 2 Personen
Zubereitung: 10 Min.
Einweichen: 5 Std.
Rösten: 30 Min.
Ziehen: 8 Std. (über Nacht)

4 Datteln (entsteint)
420 g Hokkaido-Kürbis
(ergibt ca. 140 g gegarten Kürbis)
200 ml ungesüßter Haferdrink
100 g kernige Haferflocken
2 TL Chiasamen
1 TL Zimtpulver
1 Apfel

1. Am Vortag die Datteln mindestens 5 Std. in Wasser einweichen. Währenddessen den Backofen auf 200° (Umluft) vorheizen. Den Kürbis waschen, entkernen und in Würfel schneiden. Die Würfel in einer Auflaufform verteilen und im Ofen (Mitte) ca. 30 Min. rösten. Herausnehmen und in den Mixer geben.

2. Die Datteln abgießen und mit dem Haferdrink zum Kürbis in den Mixer geben. Alles so lange zu einer cremigen Masse pürieren, bis keine Stücke mehr sichtbar sind. Die Kürbiscreme mit Haferflocken, Chiasamen und Zimt mischen. Den Apfel waschen, vierteln, entkernen und in kleine Würfel schneiden.

3. Die Apfelwürfel unter das Kürbis-Porridge heben, alles auf Schalen verteilen und zugedeckt im Kühlschrank ca. 8 Std., am besten über Nacht, ziehen lassen. Am nächsten Morgen das Porridge zum Frühstück genießen.

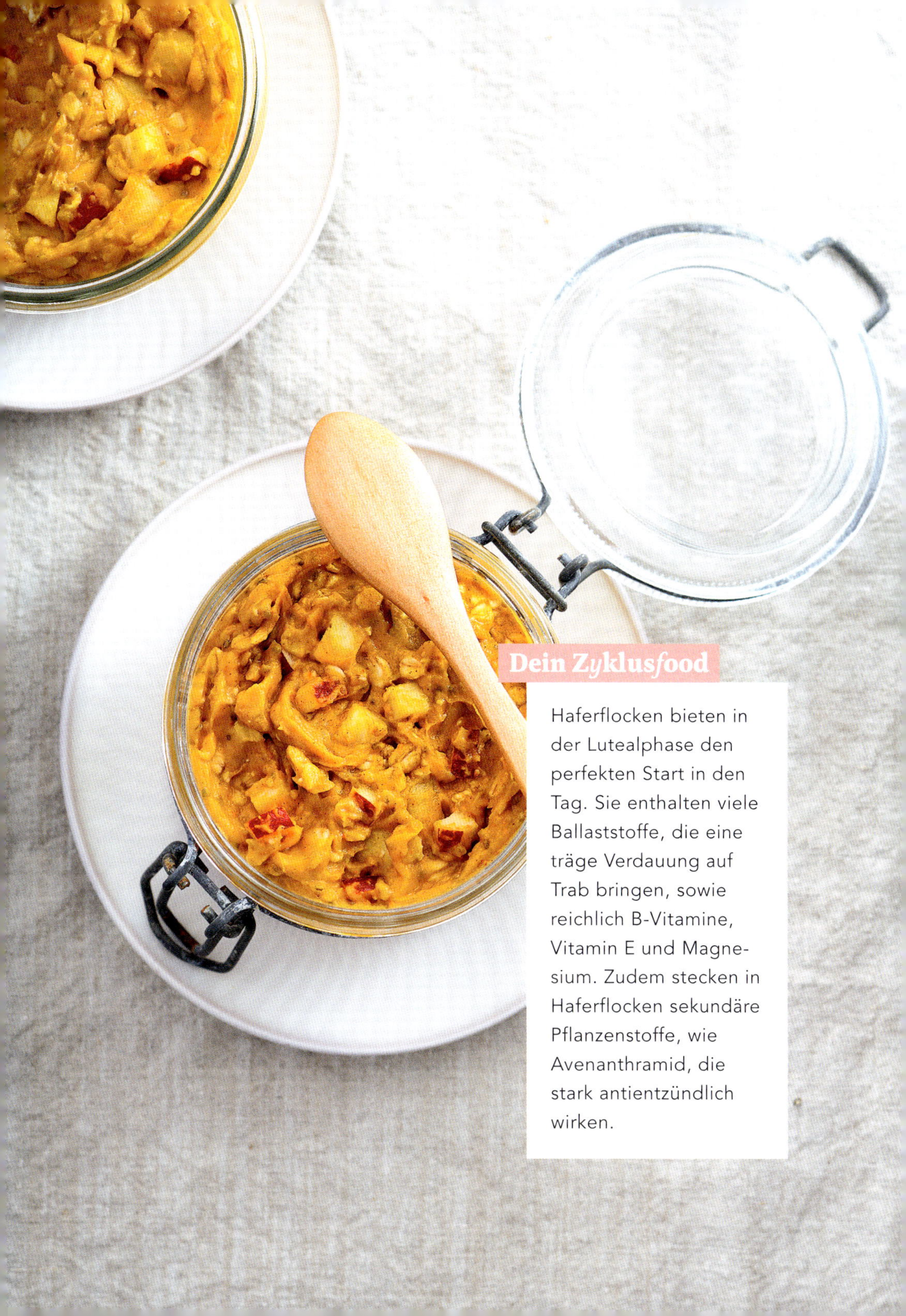

Dein Zyklusfood

Haferflocken bieten in der Lutealphase den perfekten Start in den Tag. Sie enthalten viele Ballaststoffe, die eine träge Verdauung auf Trab bringen, sowie reichlich B-Vitamine, Vitamin E und Magnesium. Zudem stecken in Haferflocken sekundäre Pflanzenstoffe, wie Avenanthramid, die stark antientzündlich wirken.

Lutealphase

Kichererbsenaufstrich

Für 2 Personen
Zubereitung: 15 Min.

1 Glas Kichererbsen (230 g Abtropfgewicht)
1,5 TL englisches Currypulver
¼ TL Zwiebelpulver
½ TL gemahlene Kurkuma
1 EL Zitronensaft
2 TL Orangensaft
2 TL Ahornsirup
3 EL vegane Mayonnaise
50 g Ananas
Salz

1. Die Kichererbsen in einem Sieb so lange gründlich abbrausen, bis sich kein Schaum mehr bildet. Mit Gewürzen, Zitronensaft, Orangensaft, Ahornsirup und Mayonnaise den Mixer geben und alles zu einer cremigen Paste pürieren.

2. Die Ananas schälen und in sehr kleine Würfel schneiden. Das Kichererbsenpüree in eine Schüssel geben und die Ananasstückchen unterheben. Den Aufstrich zuletzt nochmals mit Salz abschmecken. Er eignet sich als gut als Brotaufstrich, schmeckt aber auch pur gelöffelt.

Dein Zyklus*food*

Du leidest unter Heißhungerattacken in der Lutealphase? Dann iss Kichererbsen! Sie sind reich an Protein und Ballaststoffen – das hilft dir, länger satt zu bleiben. Ich nehme hier Kichererbsen aus dem Glas, das geht schneller – du kannst aber auch getrocknete Kichererbsen selbst garen.

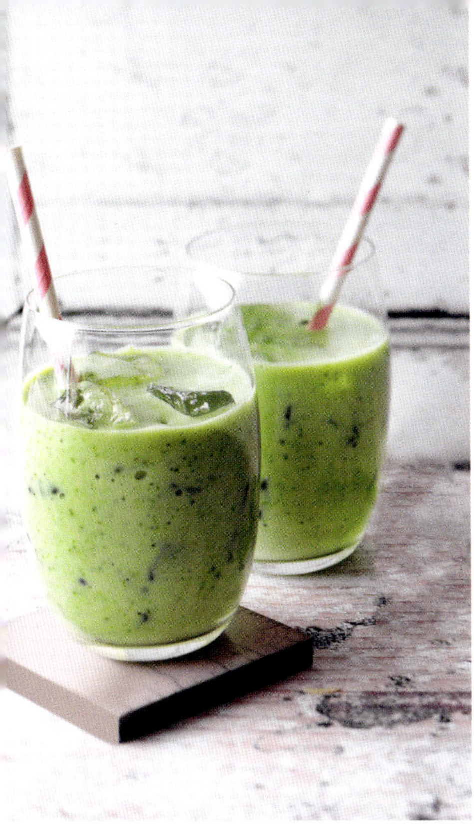

Lutealphase

Spirulina-Smoothie

1. Am Vorabend die Bananen in Scheiben schneiden und ca. 8 Std., am besten über Nacht, in den Gefrierschrank stellen. Das ist wichtig, damit der Smoothie eine gute Konsistenz bekommt.

2. Am nächsten Tag die Orangen- und Zitronensäfte am besten frisch auspressen. Die Petersilienblätter waschen und trocken tupfen. Alle Zutaten samt der gefrorenen Bananenscheiben in den Mixer geben und so lange kräftig pürieren, bis ein cremiger Smoothie entstanden ist. Den Smoothie auf Gläser verteilen.

Für 2 Personen
Zubereitung: 5 Min.
Gefrieren: ca. 8 Std. (über Nacht)

2 Bananen (ca. 260 g)
475 ml frisch gepresster Orangensaft (von ca. 4 Orangen)
2 TL Zitronensaft
1 Handvoll Petersilienblätter
1 EL frisch geriebener Ingwer
1 EL Proteinpulver mit Vanillegeschmack
2 TL Spirulina-Pulver

Dein Zyklusfood

Spirulina ist ideal für die Lutealphase, da es dich mit reichlich B-Vitaminen und Magnesium versorgt. Darüber hinaus wirkt es antientzündlich und stärkt dein aktuell eher labiles Immunsystem.

Lutealphase

Möhren-Ingwer-Suppe

Für 3–4 Personen
Zubereitung: 30 Min.

1 Schalotte
½ Knoblauchzehe
1 Stück Ingwer (5 mm lang)
375 g Möhren
60 g mehligkochende Kartoffeln
1 EL natives Kokosöl
500 ml Gemüsebrühe
1 Stängel Zitronengras
½ TL geräuchertes Paprikapulver
½ TL Currypulver
¼ TL Cayennepfeffer
400 ml Kokosmilch
60 ml Orangensaft
1 Spritzer Zitronensaft
Salz
Pfeffer
etwas Kürbiskernöl
zum Garnieren

1. Schalotte und Knoblauch schälen und fein würfeln. Den Ingwer waschen und klein hacken. Die Möhren schälen und in ca. 5 mm dünne Scheiben schneiden. Die Kartoffeln schälen und in ca. 1 cm große Würfel schneiden.

2. Schalotte, Knoblauch und Ingwer in einem Topf im Öl ca. 2 Min. anbraten. Möhren und Kartoffeln dazugeben und ca. 5 Min. anrösten, mit der Brühe ablöschen. Den Zitronengrasstängel halbieren und mit Paprika, Curry und Cayennepfeffer zur Suppe geben. Alles einmal aufkochen und zugedeckt bei mittlerer Hitze ca. 10 Min. köcheln lassen.

3. Das Zitronengras wieder entfernen und alles im Topf mit dem Pürierstab fein mixen. Kokosmilch, Orangensaft und Zitronensaft hinzufügen, salzen und pfeffern. Zum Servieren die Suppe auf tiefe Teller oder Schalen verteilen und mit Kürbiskernöl beträufeln.

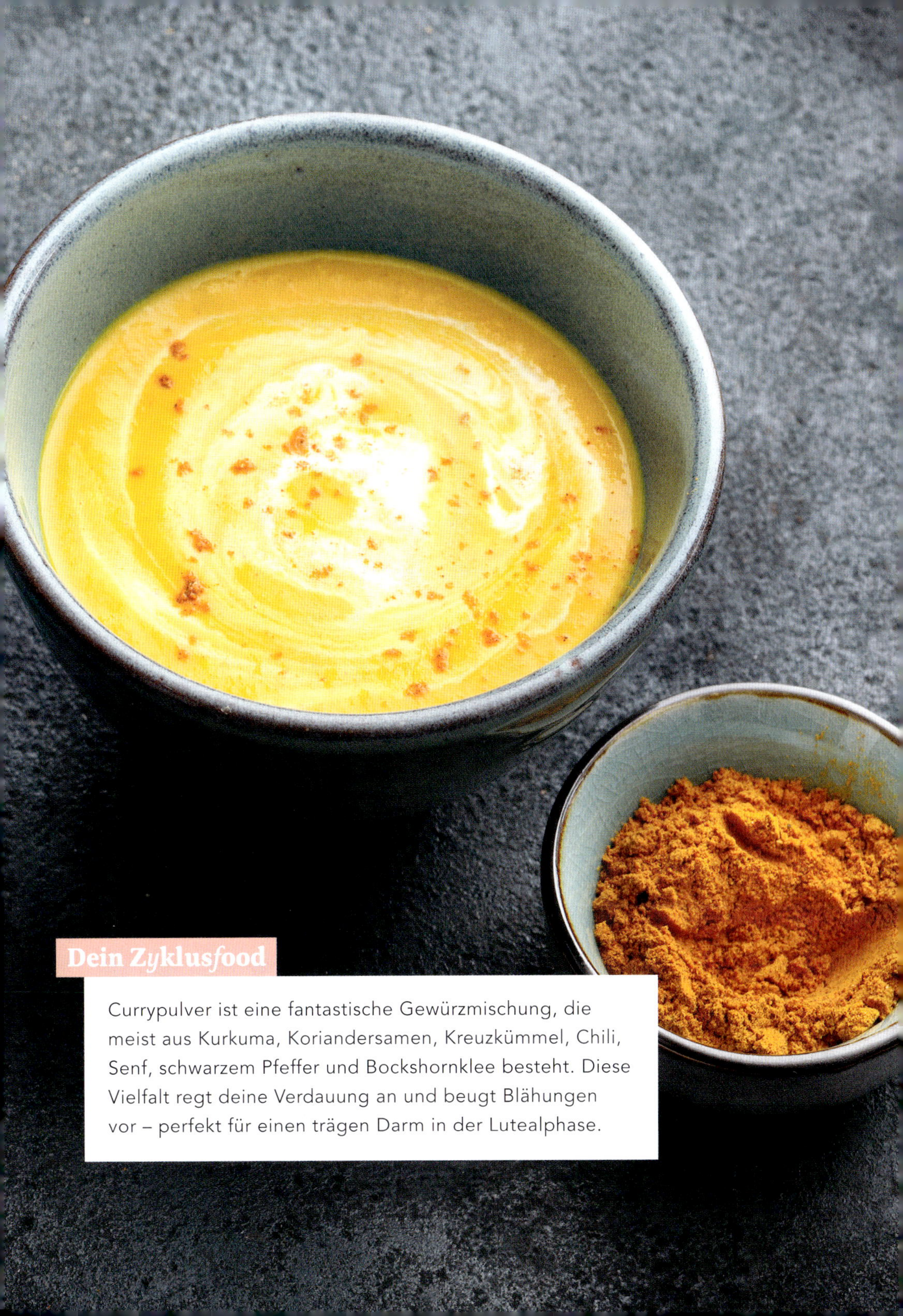

Dein Zyklusfood

Currypulver ist eine fantastische Gewürzmischung, die meist aus Kurkuma, Koriandersamen, Kreuzkümmel, Chili, Senf, schwarzem Pfeffer und Bockshornklee besteht. Diese Vielfalt regt deine Verdauung an und beugt Blähungen vor – perfekt für einen trägen Darm in der Lutealphase.

Lutealphase

Eintopf mit Bohnen und Kohl

Für 3–4 Personen
Zubereitung: 30 Min.

2 rote Zwiebeln
6 Knoblauchzehen
330 g Weißkohl
350 g weiße Bohnen (aus dem Glas)
1 EL natives Kokosöl
6 Lorbeerblätter
1,5 TL geräuchertes Paprikapulver
½ TL Cayennepfeffer
2 TL Salz
400 g stückige Tomaten (aus Dose oder Glas)
400 ml Kokosmilch
500 ml Gemüsebrühe
2 EL Hefeflocken
1 EL Zitronensaft
Pfeffer

1. Die Zwiebeln schälen, halbieren und in halbe Ringe schneiden. Den Knoblauch schälen und in dünne Scheiben schneiden. Den Weißkohl putzen, waschen und in kurze Streifen schneiden. Die Bohnen in einem Sieb gründlich abbrausen.

2. Das Öl in einem großen Topf erhitzen und Zwiebeln mit Lorbeerblättern, Paprikapulver, Cayennepfeffer und Salz darin bei starker Hitze 2–3 Min. anbraten. Den Knoblauch dazugeben und ca. 2 Min. mitbraten. Falls das Ganze zu trocken wird, noch etwas Öl hinzufügen.

3. Tomatenstücke, Kokosmilch, Brühe und Hefeflocken dazugeben und alles offen bei mittlerer Hitze ca. 20 Min. garen. Zum Servieren den Zitronensaft dazugeben und den Eintopf mit Pfeffer abschmecken, auf tiefe Teller oder Schalen verteilen.

Dein Zyklusfood

Geräuchertes Paprikapulver, das auch »Piment de la vera picante« heißt, ist mein absolutes Lieblingsgewürz. Es schmeckt rauchig, fruchtig und ein wenig säuerlich – und verleiht so jedem Gericht ein ganz besonderes Aroma. Du findest es im gut sortierten Supermarkt oder Onlinehandel.

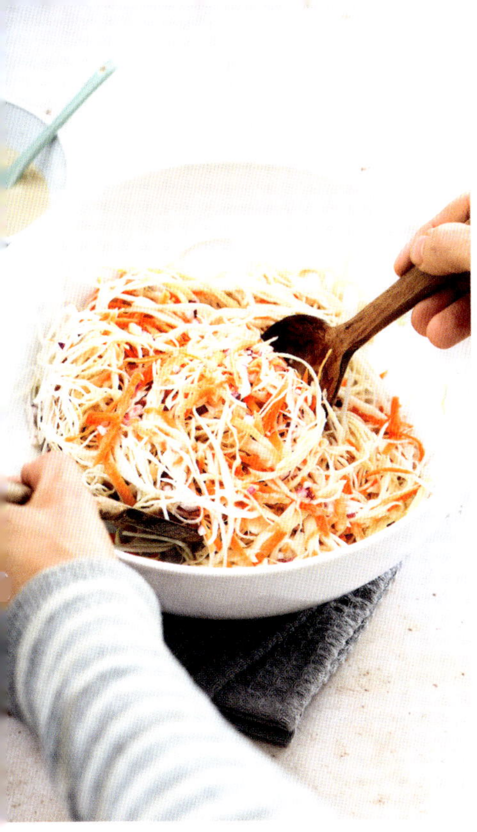

Lutealphase

Weißkohl-Möhren-Salat

1. Den Weißkohl putzen, waschen und in kurze Streifen schneiden oder auf der Gemüsereibe raspeln. Die Möhren putzen, schälen und ebenfalls auf der Gemüsereibe fein raspeln. Die Zwiebel schälen und fein würfeln. Alles drei in eine Salatschüssel geben und locker mischen.

2. Die restlichen Zutaten in den Mixer geben und zu einem cremigen Dressing pürieren. Den Kohl-Möhren-Mix mit dem Dressing gründlich mischen und den Salat zum Servieren auf Tellern anrichten.

Für 2 Personen
Zubereitung: 15 Min.

550 g Weißkohl
110 g Möhren
½ rote Zwiebel
50 g vegane Mayonnaise
30 g Kokosblütenzucker
1 EL Aceto balsamico bianco
1 EL Zitronensaft
30 ml ungesüßter Haferdrink
25 ml ungesüßter Mandeldrink
3 Prisen Salz

Dein Zyklusfood

Möhren sind perfektes Zyklusfood für die Lutealphase. Roh helfen sie dem Körper, überschüssiges Östrogen auszuscheiden. Zudem regen sie deine Darmtätigkeit an und lindern mögliche Blähungen.

Lutealphase

Ofengemüse mit Feigen

Für 2–3 Personen
Zubereitung: 15 Min.
Backen: 30 Min.

500 g Süßkartoffeln
380 g Rote Beten
200 g Möhren
3 Schalotten
4 getrocknete Feigen
30 g Pinienkerne
4 Lorbeerblätter
1 TL getrockneter Rosmarin
1 TL Salz
3 EL Olivenöl

1. Den Backofen auf 180° vorheizen. Süßkartoffeln, Rote Beten und Möhren putzen, mit der Bürste gründlich waschen und in nicht zu dünne Scheiben schneiden (Achtung, die Beten färben stark ab!). Die Schalotten schälen und in Ringe schneiden. Die Feigen klein hacken.

2. Das vorbereitete Gemüse mit Feigen, Pinienkernen und Lorbeerblättern in eine Schüssel geben, alles mit Rosmarin und Salz bestreuen und mit dem Olivenöl beträufeln. Alles mischen, auf einem Backblech verteilen und im Ofen (Mitte) 25–30 Min. backen, bis das Gemüse gar ist. Herausnehmen und sofort servieren. Dazu passt zum Beispiel ein Dip aus eingeweichten, pürierten Cashewkernen mit etwas Zitronensaft, Zwiebelpulver und Salz abgerundet.

Dein Zyklusfood

Wenn du für das Ofengemüse Bio-Ware bekommst, musst du es nicht unbedingt schälen. Es reicht, das Gemüse mit einer Bürste unter fließendem Wasser gut zu waschen. So nimmst du mehr Nährstoffe auf, da unter der Schale extra viele Vitamine, Mineral- und Ballaststoffe sitzen.

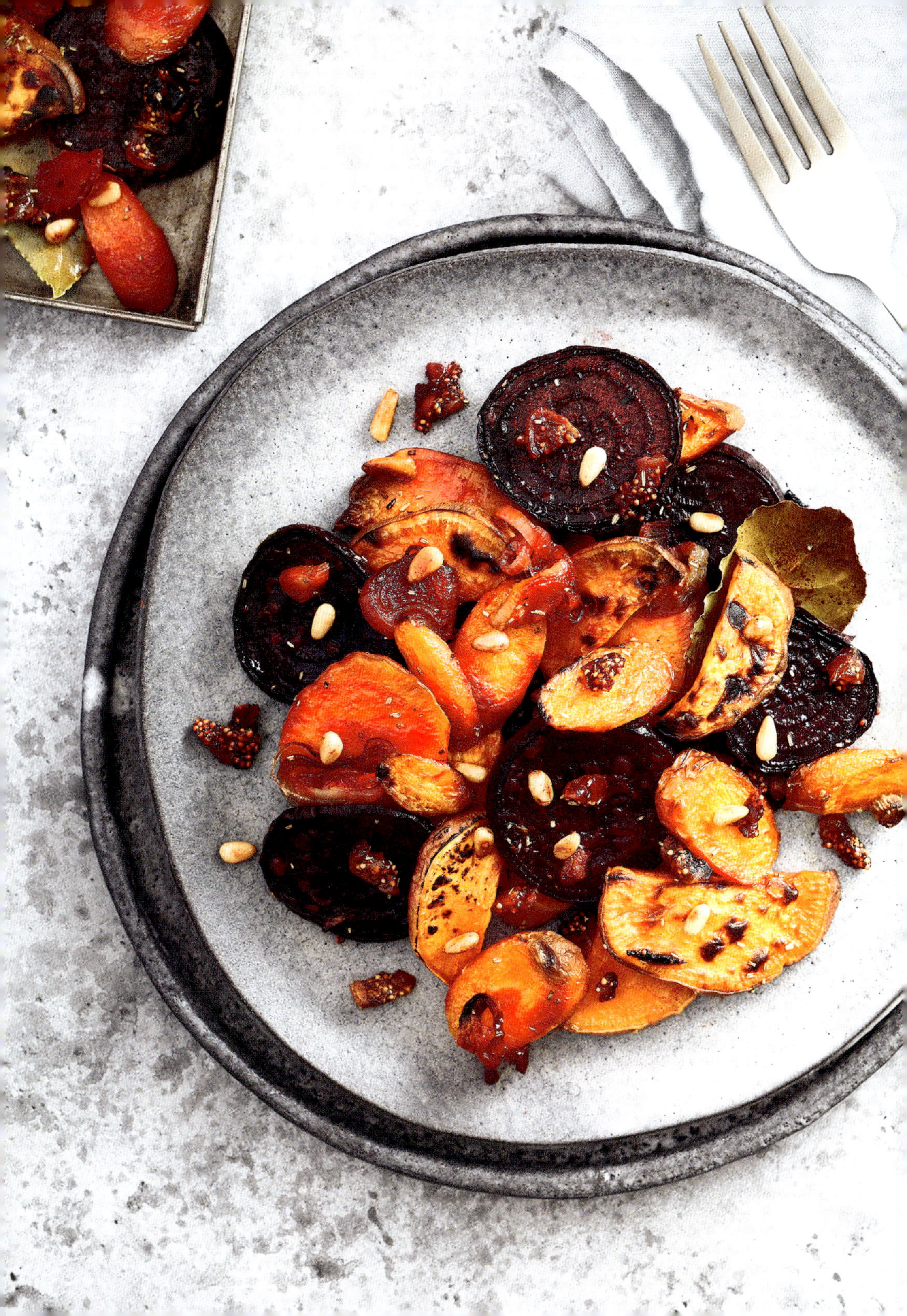

Lutealphase

BBQ-Blumenkohl

Für 2 Personen
Zubereitung: 25 Min.
Backen: 40 Min.

1 Blumenkohl (ca. 575 g)

Für den Backteig
180 g Kichererbsenmehl
2 EL Tapiokamehl (oder Speisestärke)
2 TL edelsüßes Paprikapulver
2 TL Knoblauchpulver
2 TL Zwiebelpulver
1 TL Salz

Für die BBQ-Sauce
230 g Tomatenmark
2 EL Sojasauce
2 EL Ahornsirup
2 EL Apfelessig
2 EL Sriracha-Sauce
1 EL Melasse
2,5 EL zerlassenes natives Kokosöl

1. Den Backofen auf 210° (Umluft) vorheizen. Ein Backblech mit Backpapier belegen. Den Blumenkohl putzen, waschen und in Röschen teilen, den Strunk schälen und in mundgerechte Würfel schneiden.

2. Für den Backteig alle Zutaten in einer Schüssel mischen. 360 ml Wasser dazugeben und unterrühren, sodass eine klebrige Mixtur entsteht. Die Blumenkohlstücke jeweils vollständig in den Backteig tauchen, kurz abtropfen lassen und nebeneinander auf dem Blech verteilen. Im Ofen (Mitte) ca. 25 Min. backen.

3. Währenddessen alle Zutaten für die BBQ-Sauce verrühren. Den gebackenen Blumenkohl aus dem Ofen nehmen und zur Hälfte (das ist mein Favorit) oder den ganzen Blumenkohl in der BBQ-Sauce eintauchen und auf das Blech zurücklegen. Im Ofen in ca. 15 Min. fertig backen. Herausnehmen und servieren.

Dein Zyklusfood

Tapioka ist eine glutenfreie Stärkealternative, die nicht wie herkömmliche Speisestärke aus Mais oder Kartoffeln gewonnen wird, sondern aus der Maniokwurzel. Du findest Tapiokapulver in gut sortierten Supermärkten meist in der Asia-Abteilung.

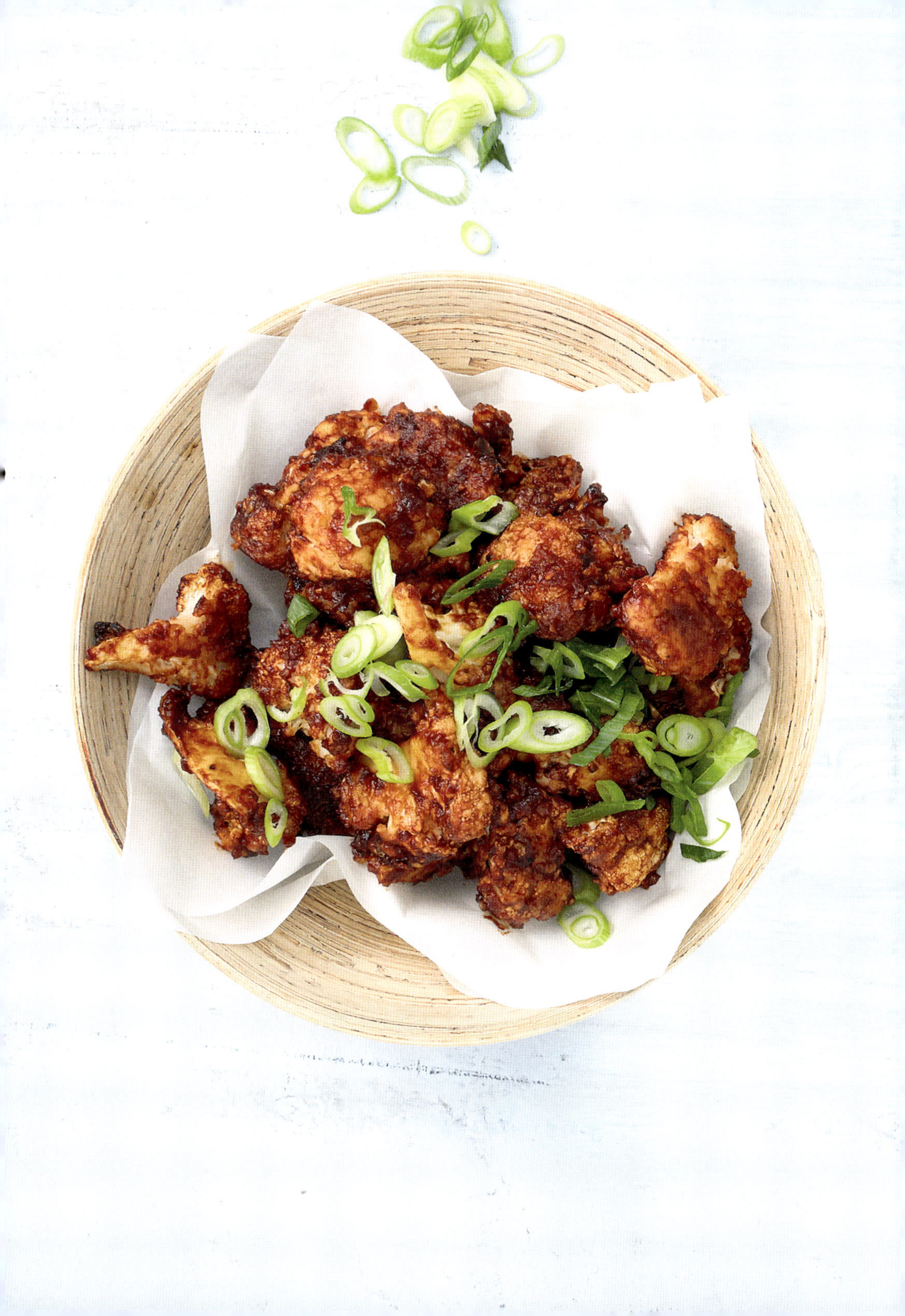

Lutealphase

Bananen-Karamell-Tarte

Für 1 kleine Springform (Ø 23 cm)
Zubereitung: 20 Min.
Einweichen: 5 Std. (über Nacht)
Backen: 25 Min.
Ziehen: 2 Std.

Für den Teig
2 Datteln (entsteint) samt
3 EL Einweichwasser
70 g Sonnenblumenkerne
200 g feine Haferflocken
Salz
60 ml natives Kokosöl
Öl und Mehl für die Form

Für den Belag
230 g eingeweichte Datteln (entsteint)
samt 6–8 EL Einweichwasser
3 EL Haselnussmus
3 TL Limettensaft
¼ TL Salz
400 g ungesüßter Kokosjoghurt
2 EL Chiasamen
3,5 EL Xylit (ersatzweise Kokosblütenzucker)
1 Banane

1. Am Vorabend die Datteln für Teig und Karamell separat (!) mindestens 5 Std., am besten über Nacht, in Wasser einweichen. Am nächsten Tag Backofen auf 180° vorheizen. Form mit Öl einfetten und mit Mehl ausstäuben. Für den Teig Sonnenblumenkerne in einer Pfanne ohne Fett ca. 5 Min. rösten, dann mit den Haferflocken im Mixer fein mahlen. Mit 1 Prise Salz in eine Schüssel geben. Datteln (für den Teig) samt 3 EL Einweichwasser und Öl im Mixer fein pürieren, mit 4 EL kaltem Wasser und dem Hafer-Kerne-Mix verkneten. Den Boden der Form mit dem Teig gleichmäßig auskleiden und im Ofen (Mitte) in ca. 25 Min. goldbraun backen. Herausnehmen und abkühlen lassen.

2. Inzwischen für den Karamell Datteln (für den Belag) samt 6–8 EL Einweichwasser, Nussmus, Limettensaft und Salz im Mixer cremig pürieren. Für die Kokoscreme Kokosjoghurt mit Chiasamen und Xylit verrühren und im Kühlschrank ca. 10 Min. ziehen lassen. Den Karamell auf dem Boden verteilen, die Kokoscreme daraufgeben. Banane schälen, in Scheiben schneiden und den Kuchen damit garnieren. Vor dem Servieren im Kühlschrank ca. 2 Std. fest werden lassen.

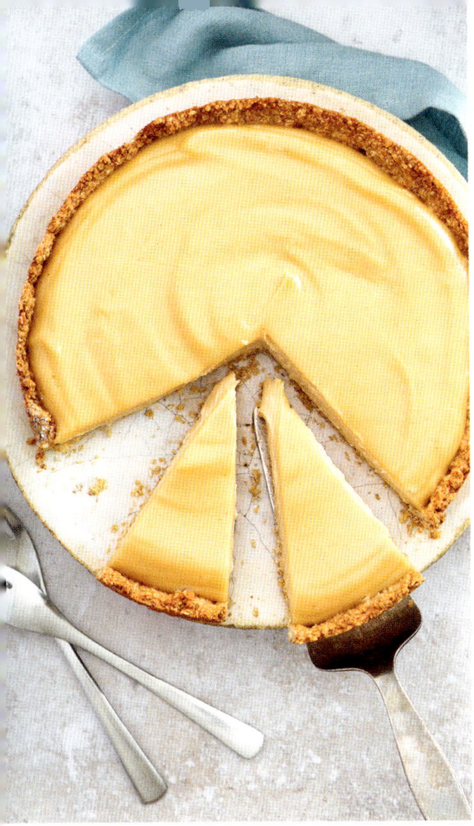

Lutealphase

Cashew-Cheesecake

Für 1 kleine Springform (Ø 23 cm)
Zubereitung: 15 Min.
Einweichen: 5 Std. (über Nacht)
Backen: 15 Min.
Kühlen: 8 Std. (über Nacht)

200 g Cashewkerne
150 g feine Haferflocken
140 ml zerlassenes natives Kokosöl
180 g Ahornsirup
Salz
Saft von 2 kleinen Zitronen
1 EL Proteinpulver mit Vanillegeschmack
Öl und Mehl für die Form

1. Bereits 2 Tage vorher die Cashewkerne in Wasser mindestens 5 Std., am besten über Nacht, einweichen. Am nächsten Tag den Backofen auf 180° (Umluft) vorheizen. Die Form mit Öl einfetten und mit Mehl ausstäuben.

2. Die Haferflocken im Mixer fein zu Mehl mahlen. Anschließend mit 60 ml Kokosöl, 60 g Ahornsirup und 1 Prise Salz zu einem Teig vermengen. Den Boden der Form mit dem Teig gleichmäßig auskleiden, dabei einen dünnen Rand hochziehen. Den Boden im Ofen (Mitte) in ca. 15 Min. goldbraun backen. Herausnehmen und auf einem Kuchengitter abkühlen lassen.

3. Inzwischen die eingeweichten Cashewkerne in einem Sieb abbrausen und mit übrigem Ahornsirup, Zitronensaft, Proteinpulver und restlichem Kokosöl im Mixer cremig pürieren. Die Cashewcreme auf dem Boden verteilen und den Kuchen im Kühlschrank ca. 8 Std., am besten nochmals über Nacht, durchziehen und festwerden lassen. Gekühlt genießen.

Bücher und Adressen, die weiterhelfen

Bücher

Briden, Lara: »*Die Perioden-Werkstatt: Der Weg zu gesunden Hormonen und einer gesunden Periode*«, GreenPeak Publishing 2018

Brizendine, Louann: »*Das weibliche Gehirn. Warum Frauen anders sind als Männer*«, Goldmann 2008

Heepen, Günther H.: »*Hormone natürlich regulieren*«, GRÄFE UND UNZER VERLAG 2019

Kloibhofer, Manuela: »*Frauenblut. Dein Ratgeber für die Menstruation*«, Herbig 2021

Rebensburg, Philip, und Kappl, Andreas: »*Gesund mit Heilpilzen: Immunsystem stärken, Krankheiten heilen und Beschwerden lindern*«, riva 2020

Sims, Stacy T.: »*Peak – Performance für Frauen: Wie Sie Ernährung und Fitness perfekt auf den weiblichen Organismus abstimmen*«, Unimedica 2021

Roch, Jessica: »*Zyklus im Glück - Das Kochbuch*«, *GRÄFE UND UNZER VERLAG 2023*

Vitti, Alisa: »*In The FLO. Unlock Your Hormonal Advantage and Revolutionize Your Life*«, HarperOne 2020

Vitti, Alisa: »*Woman Code. Perfect Your Cycle, Amplify Your Fertility, Supercharge Your Sex Drive an Become a Power Source*«, HarperOne 2013

Weschler, Toni: »*Familienplanung. Das Standardwerk zur natürlichen Empfängnisverhütung, Kontrolle der Fruchtbarkeit sowie Erfüllung des Kinderwunsches*«, mvg 2021

Hilfreiche Adressen

Arbeitsgruppe NFP (Natürliche Familienplanung)
https://www.sensiplan.de/

App zu Inhaltsstoffen von Lebensmitteln und Kosmetika
https://codecheck-app.com

Dank

Nun bleibt mir nur, dir zu danken, die du dieses Buch gerade in deinen Händen hältst. Du hilfst mir, meinen Traum wahr werden zu lassen und die Frauengesundheit in die Welt zu tragen. Danken möchte ich auch dem Verlag GU, der bei der Verwirklichung dieses Traumes tatkräftig mitgeholfen hat. Insbesondere gilt mein Dank der lieben Stella, die dieses Buch von Anfang bis Ende begleitet hat, immer auf meine Wünsche einging und stets ein offenes Ohr bereithielt. Herzlichen Dank auch an Kathrin, die fleißig an meinen Sätzen gefeilt hat, um das Allerbeste aus diesem Buch herauszuholen!

Danke an meine Familie, die immer überzeugt war, dass ich eines Tages ein Buch schreibe. Mama, dich stolz zu machen, ist mein oberstes Ziel. Danke an meine Freund*innen, für ihre Unterstützung. Stephie, wenn ich die Buchkartons aufmache, denke ich an dich! Danke an meinen Hund Grisou – es gibt keine bessere Schreibunterstützung als dich schlummernd und schnarchend neben mir. Und last but not least: danke an meinen Mann Tobi. Du stärkst mir den Rücken, egal, was kommt. Dank dir glaube ich an mich und stehe heute da, wo ich bin. Danke für deinen Rückhalt und deine Liebe – zwischen uns passt kein einziges Blatt!

Sachregister

Rezeptregister